DESCUBRIR
SU MEJOR
KETO AHORA

Descubrir Su Mejor Keto Ahora

Todos los Derechos Reservados. Autor © 2020 Mike Wessels

Versión de Impresión. Primero Versión. Serie de Principiantes Inteligentes Libro 1

Diseño de Portada y Libro de Mike Wessels

ISBN-10: 8643526117

ISBN-13: 979-8643526117

Westchase Prime Publishing, Houston, Texas

DESCARGO

Si bien se toman todas las precauciones en la preparación de este libro, el editor y el autor no asumen ninguna responsabilidad por errores, omisiones, interpretaciones contrarias sobre el tema o por daños resultantes del uso de la información contenida en el mismo.

Este libro se suministra a petición individual únicamente con fines informativos. El autor no es ni médico ni nutricionista. No se da ningún consejo médico o nutricional. Este material no reemplaza el consejo de su médico o profesional de la salud calificado.

El autor o el editor no hacen garantías ni promesas de pérdida de peso, dieta, salud, productos u otros resultados, de ningún tipo, y no se asumen responsabilidades. El lector es totalmente responsable de sus propias acciones.

Consulte a su médico antes de comenzar cualquier régimen de dieta o ejercicio.

NAVIGANDO ESTE LIBRO

La tabla de contenido y las cabezas de sección contienen enlaces activos para navegar fácilmente en este libro electrónico. Los enlaces proporcionados también le permiten moverse hacia adelante y hacia atrás entre las secciones y encontrar información adicional ubicada fuera de este libro para su conveniencia. He tratado de hacer que este libro sea lo más completo posible sin perder su breve formato.

ENCUENTRA AUTOR SOBRE LOS MEDIOS SOCIALES

Conectar con o encontrar autor en las redes sociales:

https://www.letsketonow.com

https://www.pinterest.com/discoverketo/

https://twitter.com/mikewessels5

Únete a otros fanáticos de la comunidad Descubrir Su Mejor Keto Ahora uniéndote al grupo GRATUITO de Facebook dirigido por el autor:

https://www.facebook.com/groups/172968950657202/

DESCUBRIR SU MEJOR KETO AHORA

Guía de Pérdida de Peso Paso a Paso

Mike Wessels

Serie de Principiantes Inteligentes Libro 1
Ver blog en https://www.letsketonow.com

CONTENIDO

Dedicación

Dedico este libro a mi esposa, Cindy, por su constante apoyo y aliento durante mi dieta Keto y durante la redacción de este libro.

También dedico este libro a todos mis lectores que luchan con la pérdida de peso. Como tú, he luchado con la pérdida de peso durante más de 40 años, experimentando la montaña rusa de la dieta de primera mano.

PASO 1
APRENDE EL PROCESO KETO

La Dieta Cetogénica

La dieta cetogénica (también conocida como Keto) es una dieta baja en carbohidratos, alta en grasas y moderada en proteínas. Después de leer este libro, usted decide si Keto es adecuado para usted. Para mí, Keto fue y sigue siendo mi mejor opción.

Muchos libros se publican sobre Keto, lo que puede hacer que sea confuso porque la opinión de cada autor sobre esta dieta es diferente. Cada persona que hace dieta que ha probado Keto puede proporcionar su propia marca de consejos y experiencia personal. A medida que lee este libro, Proporciono mi propia toma de mi experiencia personal en Keto. También proporciono resúmenes de libros, blogs y artículos de investigación para sintetizar y racionalizar la información en los siguientes capítulos y subsecciones.

Keto proporciona algunas pautas. Puede ser confuso a veces porque parece contradecirse a sí mismo, pero puede moldear esta dieta en su propia dieta especial para satisfacer sus expectativas, horario o demandas de pérdida de peso. La dieta Keto ofrece cuatro variedades:

- Dieta Keto Estándar
- Dieta Cíclica del Keto
- Dieta Alta en Proteínas Keto
- Dieta Keto Dirigida

He probado cada una de estas dietas Keto. Recuento mi experiencia personal para darte inspiración y esperanza porque mi filosofía es, como dice el viejo cliché, si puedo hacerlo, tú puedes hacerlo.

Dieta Keto Estándar

Dieta Keto Estándar es una dieta baja en carbohidratos, moderada en proteínas y alta en grasas. Sin embargo, las personas que hacen dieta han dividido esta dieta en dos subtipos de DKE: una dieta baja en carbohidratos y una dieta muy baja en carbohidratos (Mawer, 2018). La diferencia es que la dieta muy baja en carbohidratos restringe la ingesta diaria de carbohidratos a menos de 20 gramos (g) diarios, mientras que los carbohidratos bajo típicamente restringe los carbohidratos de aproximadamente 30 a 50 gramos diarios, incluso a tan alto como 75 a 100 gramos diarios. El Keto menos estricto se compara con las dietas Atkins y Paleo.

Después de una semana, el cuerpo de la mayoría de la persona que hace dieta se mueve a un estado de cetosis nutricional. La cetosis nutricional es un estado metabólico en el que el cuerpo está quemando cetonas en lugar de glucosa como fuente de combustible primaria (Villines, 2019). Consulte el capítulo Cetosis para obtener más información.

La proporción típica para la dieta DKE es la siguiente:

75% Grasa, 20% Proteina, 5% Carbohidratos

To calculate this ratio into grams and calories, carbs and protein contribute 4 calories per gram, and fat contributes 9 calories per gram. If you're consuming 1600 calories (kcal) per day, to make this ratio work you must eat the following calories and grams:

1200 caloría Grasa, 320 caloría Proteina, 80 caloría Carbohidratos

o

133 grams (g) Grasa, 80 g Proteina, 20 g Carbohidratos de menos

Dieta Keto Estándar proporciona flexibilidad para cambiar la ratio anterior para adaptarse a un horario ocupado, un arreglo de dieta poco ortodoxo o cualquier horario de dieta restrictivo y aún así perder peso de las áreas más obstinadas del cuerpo (Villines, 2019).

Dieta Cíclica del Keto

Dieta Cíclica del Keto es como Dieta Keto Estándar; sin embargo, la persona que hace dieta sigue el Keto estándar durante cinco días, y luego durante uno o dos días, come una mayor ingesta de carbohidratos. Debido a la mayor ingesta de carbohidratos, la persona que hace dieta tiene más flexibilidad para comer de 50 a 100 gramos de carbohidratos cada día (Rodal, 2019). Si sigues a algunas de las celebridades o atletas de Hollywood, encontrarás que siguen esta dieta cíclica para mantener un peso exigente.

La mayoría de los carbohidratos provienen de vegetales y frutas en lugar de pan, pasta o arroz. Los principiantes inteligentes pueden seguir esta dieta después de estar en esta dieta durante uno o dos meses.

Esta dieta puede no ser para todos. Esta dieta puede no ser para cualquier persona con diabetes tipo 2 sin una estrecha monitorización de la glucosa; sin embargo, esta dieta puede ser buena para aquellos que están restableciendo su metabolismo o manteniendo un peso específico.

Esta dieta puede adaptarse a las demandas de consumo de alimentos y la rutina de entrenamiento riguroso de los atletas y culturistas. Como recomendación, los principiantes inteligentes deben espaciar estos días separados el uno del otro. Trate de no consumir carbohidratos altos en días consecutivos.

Dieta Alta en Proteínas Keto

Dieta Alta en Proteínas Keto es como Dieta Cíclica del Keto. Esta dieta también es para atletas y culturistas, que requieren una mayor concentración de proteínas. Las ventajas de Dieta Alta en Proteínas Keto son la energía obtenida de la proteína. Las desventajas son que el cuerpo puede convertir proteínas en glucosa. Por lo tanto, las personas que hacen dieta que no hacen ejercicio activamente de 3 a 8 horas al día, de 5 a 7 días a la semana, pueden encontrar que esta dieta puede echarlos de la cetosis debido a la glucosa extra de la proteína (Gunnars, 2018).

Si está consumiendo más de la proporción Dieta Keto Estándar en proteínas sin hacer ejercicio, también puede aumentar de peso. Los principiantes inteligentes o los profesionales experimentados no consideran Dieta Alta en Proteínas Keto como parte de su dieta cetogénica porque Keto no es una dieta de alto consumo de proteínas.

No recomiendo esta dieta para cualquier persona que tenga diabetes tipo 2 a menos que esté haciendo ejercicio riguroso. Usted determina por sí mismo si esta dieta es para usted.

Dieta Keto Dirigida

Dieta Keto Dirigida es como el Dieta Keto Estándar, a excepción de comer más carbohidratos cuando haces ejercicio. Por lo tanto, las personas que hacen dieta que hacen ejercicio activamente pueden consumir más carbohidratos en sus días programados regularmente antes de sus horarios de ejercicio. Si planea perder peso mientras está en esta dieta, solo consuma calorías adicionales de los carbohidratos en los días en que planea hacer ejercicio o ser muy activo. Asegúrese de calcular las calorías y carbohidratos consumidos en su recuento total de calorías y carbohidratos para el día.

Al igual que Dieta Cíclica del Keto, se recomienda comer carbohidratos de vegetales y frutas en lugar de pan, pasta o arroz.

Recomiendo que los principiantes inteligentes no consuman más de 50 g de carbohidratos en los días de entrenamiento a menos que esté realizando cardio, karate, judo o cualquier otro ejercicio extenuante para aumentar la frecuencia cardíaca a 146 latidos por minuto.

Antes de comenzar cualquiera de estas dietas cetogénicas y ejercicio, se recomienda consultar y recibir un examen físico de su médico personal o proveedor de atención médica.

Ventajas de Keto

Las ventajas de una dieta Keto son inspiradoras. Esta dieta da a quienes la siguen la esperanza de recuperar su salud y vivir un estilo de vida más saludable (Gunnars, 2018).

- Disminuye el azúcar en la sangre. Previene y revierte la pre-diabetes y la diabetes tipo 2. Elimina la necesidad de inyecciones de insulina e insulina

- Reduce el hambre y elimina los antojos de hambre entre comidas, lo que permite un mayor éxito con el ayuno

- Siéntase más lleno más rápido que con una dieta baja en grasa y reduce el impulso de comer en exceso

- Perder grasa más rápido. El cuerpo quema grasa más rápido cuando se encuentra en el estado de cetosis nutricional y óptima en lugar de quemar glucosa

- Reduce o elimina la presión arterial alta

- Reduce los niveles de triglicéridos

- Mejora el colesterol HDL (el bueno) a pesar de que todavía se necesita ejercicio

- Reduce el colesterol LDL (el malo)

- Previene varios tipos de cáncer y reduce el crecimiento del cáncer. Las células cancerosas requieren grandes cantidades de glucosa para reproducirse a tasas rápidas, y estas células no pueden usar cetonas; por lo tanto, la tasa reproductiva de las células cancerosas se ve obstaculizada mientras el cuerpo está en cetosis (Satterthwaite, 2018).

- Trata la epilepsia, Alzheimer, Parkinson, aunque los científicos médicos todavía están investigando la conexión entre estas enfermedades y Keto (Kossoff, 2017)

- Mejora la memoria

- Reduce o elimina la inflamación sistémica crónica. La dieta Keto contiene efectos antiinflamatorios porque el cuerpo como un todo depende de la glucosa para inflamarse. Cuando el suministro de glucosa se agota, el cuerpo pone en espera la inflamación y otras dolencias. La buena parte de la inflamación, que es la capacidad del cuerpo para sanar no se ve afectada por una dieta baja en carbohidratos

- Mejora la salud del corazón

- Minimiza la pérdida muscular incluso cuando se disminuye la ingesta de calorías

- Mejora el rendimiento del ejercicio. Después de adaptarse a la cetosis, experimenta un mayor rendimiento atlético

Desventajas de Keto

- **Fatiga:** Después de restringir los carbohidratos del proceso energético de su cuerpo, su cuerpo debe comenzar a usar cetonas. Debido a la fatiga, su cuerpo está pasando por los síntomas de abstinencia de la glucosa. La fatiga puede ser un síntoma bienvenido de cruzar en cetosis. Una vez que estás en cetosis, la sensación de fatiga es reemplazada por la abundancia de energía, lo que significa la transición exitosa de tu cuerpo a la cetosis

- **Dolor de cabeza:** Al igual que el síntoma de fatiga, su cuerpo comienza a usar cetonas. El dolor de cabeza es otro síntoma bienvenido de la cetosis. Una vez que estás en cetosis, los dolores de cabeza desaparecen

- **Mal aliento:** El mal aliento es el resultado de una enzima que se produce durante la cetosis (Musa-Veloso, Likhodii, Cunnane, 2002, 65-70). El día que mi esposa me dijo que tenía mal aliento, estaba feliz porque sabía que mi cuerpo era ahora una máquina para quemar grasa

- **Orina maloliente:** Si tiene una nariz sensible, puede oler un fuerte hedor de la orina. Significa que su cuerpo está en de nutricional o óptima cetosis

Cómo Funciona Keto

Imagine el sistema de almacenamiento de su cuerpo como tanques de combustible. Estos tanques de almacenamiento constan de tres grupos de alimentos: carbohidratos, grasa y proteína.

La mayoría de las personas consumen aproximadamente 225 gramos o más diariamente en carbohidratos con una dieta de 2000 calorías (Gunnars, 2018). Asumo que la mayoría de estos carbohidratos son de pan, pasta y arroz. Estos alimentos han sido nuestros básicos diarios desde que ya no vivimos en cuevas.

Sin embargo, si se consumen demasiado, estos alimentos básicos conducen a enfermedades como diabetes, enfermedades del corazón, presión arterial alta, colesterol alto, triglicéridos altos e incluso cáncer (Holland, 2019). Cuando era niño y adulto joven, me dijeron que esta condición era hereditaria e irreversible, y la única manera de combatir estas enfermedades era a través del control de porciones y el ejercicio. No es verdad.

Si aprende a manipular los grupos de alimentos, su cuerpo quemará grasa mejor que la glucosa.

Glucosa

Antes de comenzar una dieta cetogénica, mi cuerpo quemaba glucosa para obtener combustible porque la glucosa es fácil de obtener y quemar como combustible. Como todas las propiedades de la ciencia, el cuerpo crea combustible a través del camino de menor resistencia o manipulación. La glucosa es más fácil para el cuerpo obtener y consumir o quemar como combustible; sin embargo, la glucosa no es un combustible eficiente para el cuerpo porque necesita insulina para ayudar al cuerpo a consumirla, y luego el cuerpo necesita reponeria a menudo. Este reabastecimiento de combustible causa altos y bajos o picos de insulina. Por lo tanto, para volver a alimentar, el cuerpo envía mensajes al cerebro, como antojos de adquirir más materias primas de glucosa, como azúcar, azúcares simples y carbohidratos (Satterthwaite, 2018).

Cetonas

Las cetonas son una enzima que el cuerpo crea del hígado usando la grasa almacenada (Paoli, Bosco, Camporesi, Mangar, 2015). Las cetonas son una mejor fuente de combustible que la glucosa; sin embargo, el cuerpo debe trabajar más para crear cetonas que la glucosa.

Un factor científico común es que la ciencia toma el camino de menor resistencia o esfuerzo. Por lo tanto, el cuerpo elige hacer glucosa porque es más fácil. El cuerpo toma todas las grasas consumidas y las almacena hasta que se queda sin glucosa.

El cerebro envía mensajes en forma de antojos de alimentos para comer más glucosa al fabricar materias primas como carbohidratos y azúcares simples. Cuando el cuerpo deja de producir glucosa, el cuerpo debe comenzar a quemar grasa almacenada. La quema de grasa almacenada es cómo convertir su cuerpo en una máquina quema grasa. Explicaré esto más a fondo en la sección de Cetosis. Por ahora, mira cómo la naturaleza te impide morir de hambre.

Debido a este sistema de almacenamiento de grasa, la naturaleza te protege de morir de inanición. Hace miles de años, cuando las personas eran habitantes de cuevas y cazadores de alimentos, las personas cazaban alimentos persiguiendo presas, luchando contra el suelo y matándolas por comida. Estos cazadores y sus familias tenían que existir durante días entre comidas o morir de inanición. Cuando estos cazadores tuvieron éxito, ellos y sus familias se atiborraron de carne, grasa animal, granos, fruta y otros carbohidratos. Sus cuerpos almacenan estos carbohidratos como grasas durante días de hambruna. Cuando los cazadores se quedaron sin comida o cuando la caza escaseaba, sus cuerpos los protegían de morir de hambre al producir cetonas de sus hígados como fuente de combustible. Los cuerpos de estos cazadores y los de sus familias quemaron la grasa almacenada para obtener combustible hasta su próxima cacería.

Un avance rápido hasta hoy, la gente ya no busca alimentos debido a la facilidad de criar y comercializar alimentos. Las grandes las grandes cadenas de supermercados hacen que la disponibilidad de alimentos sea más fácil hoy que en cualquier momento de la historia humana. Desafortunadamente, esta disponibilidad se precipita en una nueva era y una nueva condición médica y física conocida hoy como obesidad, diabetes y enfermedad cardíaca.

Sin embargo, al seguir una dieta cetogénica, está obligando a su cuerpo a dejar de quemar glucosa como combustible y comenzar a quemar grasa almacenada como combustible. El cuerpo debe producir cetonas para convertir la grasa almacenada en combustible. Las cetonas se convierten en una fuente de combustible mejor y más eficiente que la glucosa.

Dieta Alta en Carbohidratos

En pocas palabras, usted consume carbohidratos altos, haciendo que el nivel de glucosa aumente. El páncreas secreta la insulina. La insulina lleva la glucosa a las células, proporcionando energía a las células.

La mayoría de las personas no son conscientes de cuánto consumen, especialmente de carbohidratos. Se estima que las personas consumen entre 225 gramos o más carbohidratos por dieta de calorías 2000 diariamente. Si el cuerpo quema 30 gramos a 50 gramos por dieta de 2000 calorías por día, ¿qué sucede con el resto de estos gramos?

El cuerpo no desperdicia recursos, y primero convierte estos carbohidratos en una molécula compleja conocida como triglicéridos y los almacena cuidadosamente como grasa. La mayoría de la grasa se almacena en el cuerpo en el área del vientre, mientras que otras grasas se almacenan en los brazos, las piernas, la espalda, los hombros o cualquier otro lugar disponible.

Cuando el sistema de almacenamiento de carbohidratos del cuerpo se agota, desencadena síntomas de hambre y antojos de rellenar el tanque de carbohidratos. Estos síntomas pueden ser leves o masivos dependiendo del tipo de alimento y el hambre. Si la persona que hace dieta está tratando de superar estos síntomas con "fuerza de voluntad" solo, la persona que hace dieta sucumbe al síntoma si el hambre o el deseo se vuelve demasiado grande.

Sin embargo, cuando comience la dieta Keto, desayune, que puede consistir en dos huevos y dos o tres trozos de tocino y la mitad de un aguacate completo. Estos alimentos son Keto amigable. Contienen cuatro carbohidratos netos. Su cuerpo no se siente privado de carbohidratos, pero cuatro carbohidratos netos son mucho menos que si agrega tostadas o un panecillo inglés o una galleta que contiene otros carbohidratos netos de 22 a 40. Esos carbohidratos extra altos te hacen sentir satisfecho durante aproximadamente una o dos horas, luego estos carbohidratos se estrellan y tu cuerpo comienza los mismos síntomas de hambre nuevamente. Al restringir los carbohidratos de su dieta, obliga a su cuerpo a reacondicionar sus sistemas de fabricación y almacenamiento de energía.

Cuando el cuerpo se ve privado de carbohidratos, el cuerpo debe encontrar una nueva fuente de combustible. Por lo tanto, el cuerpo comienza a fabricar cetonas del hígado para procesar los triglicéridos almacenados como grasa.

Puedo sonar como mi aguja de fonógrafo está atascado, repitiendo la misma información una y otra vez. Sin embargo, la repetición pura de esta información le ayuda a hacer la transición de un principiante inteligente a un profesional experimentado.

Dieta Baja en Carbohidratos

Concisamente, usted consume una dieta baja en carbohidratos (menos de 20 carbohidratos por día) haciendo que su nivel de glucosa caiga. La enzima lipasa es producida por el páncreas para digerir las grasas dietéticas y libera triglicéridos almacenados (Oswald, 2018). Estos ácidos grasos viajan al hígado, y el hígado produce cetonas para convertir los ácidos grasos en energía, obligando a su cuerpo a funcionar con cetonas en lugar de glucosa.

Dieta Alta en Grasas

Las grasas buenas son diferentes de las grasas malas como se discute más adelante. Cuando comience la dieta Keto, mantenga su buena proporción de grasa en 70 a 75% de sus calorías y gramos totales. Esta grasa extra buena ayuda al hígado a producir cetonas. Esta producción de cetonas es el arma secreta detrás de su cuerpo convirtiéndose en una máquina para quemar grasa. Si consume una proporción de buena grasa entre 40 y 60%, el proceso llevará más tiempo y sus resultados pueden ser más lentos. No exagere el consumo de buena grasa. Ingerir una proporción del 80% de buena grasa no acelera el proceso de quema de grasa.

Si usted es un atleta y si consume carne, aumente su proteína al 30% y ajuste la grasa buena al 60%. Controle su progreso y ajuste su dieta a los resultados deseados y su condición corporal actual.

Cetosis

Como se mencionó anteriormente, la cetosis es un estado metabólico cuando el cuerpo comienza a producir una enzima conocida como cetona. El cuerpo produce cetonas para quemar grasas almacenadas para producir energía (Mawer, 2018).

Antes de comenzar la dieta Keto, el cuerpo usa glucosa para producir energía. La glucosa es muy fácil de producir para el cuerpo al dividir los azúcares simples. Sin embargo, la parte mala de la glucosa es que el cuerpo debe usar insulina para descomponer los azúcares simples. Por lo tanto, hace que el cuerpo tenga picos de azúcar y antojos. Cuando el cuerpo ingiere demasiada glucosa y no puede almacenarla toda, produce la abundancia de glucosa en triglicéridos (Paoli, Bosco, Camporesi, Mangar, 2015).

Al comprender cómo el cuerpo interactúa con los grupos de alimentos, aprende a manipular su dieta y aprende cómo el cuerpo entra en el estado de cetosis. Al reducir la ingesta de carbohidratos, obligas al cuerpo a producir cetonas y comenzar a quemar grasa como combustible.

Zona de Cetona

La primera vez que comience su dieta Keto, debe quemar el exceso de carbohidratos ya sea a través de su rutina diaria o a través del ejercicio. Puede tomar una semana o dos dependiendo de cuántos carbohidratos estaban en su tanque de almacenamiento de carbohidratos. Me tomó de 7 a 10 días entrar en la cetosis.

Si mide sus cetonas mediante un palo de sangre, un análisis de orina o un analizador de aliento, el nivel de cetonas puede mostrar de 0 a 0,5 milimoles (mM) cetonas en sangre (Musa-Veloso, Likhodii, Cunnane, 2002).

Las cetonas sanguíneas se miden en milimoles (mM). Los milimoles por litro (mmol/L) son los siguientes: un mol es la cantidad de una sustancia que contiene un número seis seguido de 23 ceros de átomos (escrito científicamente como 6.02×10^{23} (Moles, 2019).

Un milimolo (mM) es una milésima parte de un lunar. Un litro mide el volumen de fluido, que es un poco más grande que un cuarto de galón. Consulte el capítulo sobre Conversiones de Cocción para obtener más información sobre las mediciones.

Esta parte de la zona se considera pre-cetosis. Es posible que sienta hambre entre las comidas y que tenga antojos de alimentos si intenta ayunar durante un período prolongado de tiempo.

Sugiero que si siente hambre o tenga antojos de comida para disfrutar de un bocadillo vegetal bajo en carbohidratos, como un palo de apio, un tomate cherry y una aceituna verde o negra, o hacer mantequilla de maní y dulces de grasa de chocolate (ver las recetas). Este aperitivo es fácil de hacer y un gran pick-me-up si usted está sintiendo hambre.

Si usted está experimentando síntomas diabéticos bajos de azúcar como temblores o sensación de desmayo, comer algo para aumentar su azúcar en la sangre ligeramente y para frenar los síntomas y luego **consulte a su médico inmediatamente**.

Cruzando la Barrera de la Cetosis

Cruzando la barrera de cetosis como lo llamo es cuando su nivel de cetosis registra entre 0.5 y 0.6 mM también conocido como la gripe

Keto (Paoli, Bosco, Camporesi, Mangar, 2015; Mawer, 2018). Explico cómo detener o curar los síntomas de esta barrera en el curado de la gripe Keto. Si está cruzando esta barrera o si se queda atascado en esta barrera, puede experimentar fatiga y dolores de cabeza. ¿Por qué estos síntomas?

Su cuerpo se está ajustando desde la quema de glucosa como fuente de energía hasta la creación y quema de cetonas como fuente de combustible. Su cuerpo también está teniendo síntomas de retirada de glucosa. No te alarmes. Su cuerpo se ajustará, y usted y su cuerpo estarán más felices por hacerlo a través de esta transición.

Una vez que cruza esta barrera, los síntomas desaparecen y su cuerpo se convierte en una máquina para quemar grasa. Su nivel de energía aumentará dramáticamente.

Para ayudar a su cuerpo a adaptarse más rápido o más fácilmente, aumente su nivel de electrolitos con sal añadida a sus alimentos, beba una taza de caldo de huesos o tome un suplemento dietético de Keto como se explica más adelante en suplemento de Keto. Yo uso el rosa del Himalaya o Kosher Sea Salt.

Cetosis Nutricional

De 0.61 a 1.0 mM, comienza la cetosis nutricional. Esta parte de la cetosis es el primer paso hacia la cetosis óptima. Para llegar a la cetosis nutricional, la persona que hace dieta debe restringir los carbohidratos por debajo de 30 gramos por día. Los principiantes inteligentes y los profesionales experimentados pueden restringir los carbohidratos por debajo de 20 gramos por día. Esta fase se llama "nutricional" porque todavía estás comiendo grasas y proteínas; por lo tanto, no estás privando a tu cuerpo de todos los nutrientes, solo carbohidratos.

Durante este tiempo, ya no experimenta antojos de alimentos, la gripe Keto y el ayuno entre comidas se vuelven más fáciles porque ya no tiene hambre. La mayoría de las personas que hacen dieta se esfuerzan por llegar a la cetosis nutricional y generalmente detienen el proceso de cetosis al permanecer en esta zona. En esta zona, su cuerpo se convierte en una máquina para quemar grasa.

Tenga en cuenta que la dieta no es una ciencia exacta. Puede tardar de 4 a 10 días en lograr la cetosis nutricional. Me tomó de 7 a 10 días alcanzar la cetosis nutricional. Llevo un estilo de vida sedentario la mayor parte del tiempo.

Cetosis Óptima

En 1.25 a 2.75 mM, usted está en la zona cetona óptima. Esta parte de la cetosis es el punto dulce de Keto. Para llegar a esta fase, la persona que hace dieta debe restringir los carbohidratos a menos de 20 gramos diarios. Durante esta fase, la persona que hace dieta restringe los carbohidratos a menos de 15 gramos diarios y las calorías a menos de 800 en días específicos, luego come calorías regulares (manteniendo carbohidratos por debajo de 20 gramos y calorías a 1600 o menos) uno o dos días a la semana. Tú eliges los días. Discuto esto más adelante en Primeros Pasos con Keto y Ayuno.

Aunque su cuerpo se convierte en una máquina quemadora de grasa en cetosis nutricional, esta zona convierte su cuerpo en una máquina quemadora de grasa bien engrasada y permite que su cuerpo queme grasa de manera más eficiente. Usted gana una gran explosión de energía que es realmente sorprendente. Si es diabético, es posible que vea que sus números de mg/dl vuelven o se vuelven normales. En este nivel, sentí que tenía años de 30 otra vez.

Si usted es un atleta, permanezca en esta zona si es posible. Como atleta, ajuste su ingesta de carbohidratos para mantener esta zona óptima de cetona sin empujarse fuera de la cetosis o en la cetosis posterior al ejercicio o la inanición. Explico este fenómeno más en Ser Expulsado de la Cetosis.

Cetosis Después del Ejercicio

En 2.5 a 3.0 mM, está ingresando a la cetosis posterior al ejercicio. Esta zona está más allá de la cetosis óptima, y puede experimentar resultados decrecientes. El cuerpo sigue produciendo cetonas y quema grasa, pero no es tan eficiente como antes. Nunca he experimentado esta zona.

Cetosis de Inanición

De 3.0 a 5.0 mM, ingresas a la cetosis de inanición. Esta parte de la cetosis está más allá de la cetosis óptima. Para llegar a esta fase, la persona que hace dieta debe restringir los tres grupos de alimentos mediante el ayuno. Desde nuestros días de vivienda en cuevas, el cuerpo humano puede ayunar unos días antes de morir de hambre.

De hecho, el cuerpo puede sobrevivir sin ningún alimento durante 30 a 40 días, siempre que la persona que hace dieta permanezca adecuadamente hidratada. La muerte por inanición ocurre de 45 a 61 días, sin comida ni agua (Janiszewski, 2015).

Ayunar durante 24 horas no lo pondrá en cetosis de inanición. Incluso si intentó ayunar durante 48 a 72 horas seguidas, es posible que no logre la cetosis de inanición a menos que no se haya hidratado adecuadamente. Expongo sobre el ayuno y las reglas de ayuno en un capítulo posterior.

Los profesionales experimentados pueden ayunar hasta 24 horas para estimular sus sistemas de mesetas de dieta y comenzar a perder peso nuevamente; de lo contrario, recomiendo que los principiantes inteligentes permanezcan en cetosis nutricional o óptima, para lograr los mejores resultados de pérdida de peso.

En esta parte de la zona, puede sentir hambre, pero la sensación de hambre es diferente a cuando su cuerpo estaba quemando glucosa. Sin embargo, durante la cetosis de inanición, su cuerpo no está produciendo cetonas o quemando grasa tan eficientemente como cuando estaba en cetosis nutricional u óptima. Usted podría experimentar un período de meseta de dieta prolongada. Explico cómo estimular a su cuerpo fuera de las mesetas de dieta más tarde. Esta parte de la zona no es donde quieres estar o quedarte.

Cetoacidosis

De 5.0 a 10 mM, está ingresando a un área peligrosa de cetosis. En 10.0 mM y más allá, usted está en cetoacidosis.

Para las personas que hacen dieta, esta zona de cetosis es muy difícil de alcanzar a menos que tenga una afección médica que haga que su cuerpo produzca niveles más altos de ciertas hormonas como la adrenalina o el cortisol (Villines, 2019). Esta producción de estas hormonas puede contrarrestar el efecto de la insulina, desencadenando la cetoacidosis diabética.

En general, la cetoacidosis es una condición que experimentan las personas con diabetes tipo 1, que no tiene nada que ver con la dieta Keto.

Durante la cetoacidosis, el cuerpo experimenta daño cerebral, daño hepático, daño cardíaco, insuficiencia renal o muerte. La cetoacidosis es una afección muy grave.

Si experimenta cetoacidosis, comuníquese con su médico o proveedor de atención de emergencia de inmediato.

Es muy poco probable que la dieta cause esta situación. Sin embargo, si su nivel de cetona se acerca a 4.0 mM o superior, controle su nivel de cetona de cerca a través de la prueba de su nivel de cetona y póngase en contacto con su médico.

Ser Expulsado de la Cetosis

De vez en cuando, todos nos expulsan de la cetosis comiendo más de 50 gramos de carbohidratos al día o comiendo o bebiendo una golosina azucarada.

Al comienzo de su dieta Keto, los principiantes inteligentes deben tener cuidado porque su cuerpo esperará una afluencia de carbohidratos para echarlo de la cetosis. O peor aún, su cuerpo lo echará en la barrera de la cetosis o incluso lo atrapará en la barrera durante un período prolongado.

Sin embargo, cuando su cuerpo se acostumbra a producir cetonas de su hígado, puede tomar algunos gramos más de carbohidratos para ser expulsado de la cetosis (Mawer, 2018; Holland, 2019). Ahora que su cuerpo está acostumbrado a producir cetonas, es posible que no cambie porque comió un donut o bebió un refresco.

Su objetivo, sin embargo, no debe ser cuánto puede estirar el límite de carbohidratos, para ver si su cuerpo lo expulsaría de la cetosis, sino para evitar que lo expulsen siguiendo un régimen de dieta razonable.

Si es expulsado de la cetosis, puede experimentar fatiga y / o dolores de cabeza porque está cruzando la barrera de la cetosis nuevamente. O bien, puedes caer en el medio de la barrera de la cetosis. De cualquier manera, tu sentir la gripe ceto nuevamente por un día o más (Hendon, 2020).

Para volver a la cetosis, necesita ayunar, comer comidas bajas en carbohidratos, beber caldo de huesos o tomar un suplemento dietético como Beta-Hydroxybutyrate (BHB).

Si toma suplementos de Keto como el suplemento de exogénesis BHB, puede ayudarlo a volver a la cetosis. Discuto estos suplementos dietéticos más adelante en suplementos de Keto.

Continúe rastreando su comida incluso si está por encima de su límite de carbohidratos. Nunca te rindas. A veces, al consumir más carbohidratos, este consumo es lo que su cuerpo necesita para sacudirlo de una meseta de dieta. Recuerda, comienzas todos los días, nuevo y fresco. Olvídate del día anterior si no tuvo éxito.

Pruebas de Keto

Para saber si está en cetosis, puede analizar sus cetonas en la sangre con un palo de dedo similar a las pruebas de diabetes, un hisopo de saliva o pruebas de alcoholímetro para Keto, o mediante análisis de orina (Musa-Veloso, Likhodii, Cunnane, 2002). La farmacia de su vecindario puede tener los suministros para la prueba de Keto, o siempre puede pedir los suministros en línea o desde mi blog.

PASO 2
PLAN PARA EL ÉXITO

Comprender los Grupos de Alimentos

Carbohidratos

Bueno Carbohidratos

Malo Carbohidratos

Neto Carbohidratos

Triglicéridos

Grasas

Buenas Grasas

Grasas Malas

Proteinas

Fibra

Lectura de Etiquetas de Nutrición

Qué Alimentos Comer

Qué Alimentos Minimizar

Qué Alimentos Evitar

Qué Alimentos Comprar

Comprender los Grupos de Alimentos

Nos basamos en estos tres grupos principales de alimentos y fibra para vivir. Desde el día en que éramos cazadores y recolectores hasta nuestros días actuales, nuestros cuerpos interactúan con carbohidratos, grasas y proteínas. La fibra proporciona un equilibrio de carbohidratos, grasas y proteínas.

En este capítulo, examino qué son estos grupos de alimentos y cómo interactúan estos grupos con el cuerpo. Describo las ventajas y desventajas de estos grupos de alimentos, cómo leer las etiquetas de nutrición, qué alimentos comer, qué alimentos minimizar, qué alimentos evitar y qué alimentos comprar. Explico suplementos de Keto y vinagre de sidra de manzana.

Al comprender cómo estos grupos de alimentos trabajan con su cuerpo, ahora está facultado para continuar su viaje de pérdida de peso.

Carbohidratos

Los carbohidratos también se pueden definir químicamente como compuestos neutros de carbono, hidrógeno y oxígeno (Shiel, Jr., 2018).

Existen tres tipos de carbohidratos: azúcares, almidones y fibra. Los carbohidratos simples o azúcares, se producen naturalmente en alimentos como la fruta (fructosa) y la leche (lactosa) o provienen de fuentes refinadas como el azúcar de mesa (sacarosa) o el jarabe de maíz. La regla general es que si el sufijo contiene **-ose**, no lo consuma. Estos tipos de carbohidratos son malos.

El cuerpo descompone la mayoría de los azúcares y almidones en glucosa, un azúcar simple que el cuerpo usa para alimentar a las células. De hecho, al cuerpo le encanta descomponer los azúcares simples y los carbohidratos porque el cuerpo no tiene que trabajar muy duro para convertir estos elementos en glucosa. Casi todos los alimentos contienen carbohidratos, pero no todos los carbohidratos son iguales. Los carbohidratos de las verduras de hoja son diferentes a los carbohidratos de la pasta, el arroz, el pan o el azúcar (Shiel, Jr., 2018).

La mayoría de las personas consumen de 200 a 500 gramos o aproximadamente del 45 al 65 por ciento de los carbohidratos en 2000 calorías por día, y desafortunadamente algunos consumen más de 1000 gramos de carbohidratos por día. La dieta estándar de Keto restringe ese porcentaje a 5% o aproximadamente 20 gramos para Keto estricto y 50 gramos para el Keto no tan estricto. Esa es una gran diferencia para que una persona que hace dieta se acostumbre en un corto período. Las personas que hacen dieta pueden adaptarse a este cambio si proceden lentamente. Comience consumiendo 2000 calorías y aproximadamente 50 gramos de carbohidratos durante los primeros días a una semana. Luego, ajuste su plan de dieta para restar calorías e hidratos de carbono innecesarios hasta que consuma menos de 1200 calorías y 20 gramos de carbohidratos por día. Si no obtiene los resultados que desea, ajuste su plan de dieta hasta que encuentre su feliz comprometer (Gunnars, 2018).

Recuerde, las dietas no son una ciencia exacta. El cuerpo de todos es diferente. Para encontrar lo que funciona para usted, no tenga miedo de ajustar la ingesta de carbohidratos, grasas y proteínas hasta que encuentre lo que funciona para usted.

Cuando el cuerpo es bajo en glucosa, anhela más carbohidratos.

El cuerpo procesa y adsorbe los carbohidratos que se encuentran en el pan, el arroz, la pasta, los dulces, los alimentos procesados y los azúcares simples mucho más rápido que los carbohidratos que se encuentran en las verduras. La regla general es que cuanto más difícil es el tiempo que el cuerpo tiene para procesar y descomponer los macronutrientes, menos probable es que adsorba el nutriente. Esto significa que si el cuerpo tiene dificultad para descomponer algunos alimentos o nutrientes, lo más probable es que el cuerpo descarte esos artículos como la fibra durante el proceso de desecho. Hace una o dos generaciones, los agricultores podían consumir azúcar de caña. El cuerpo tenía dificultades para procesar la caña de azúcar en bruto; por lo tanto, el cuerpo envió la mayor parte del azúcar o la caña de azúcar a desperdiciar.

Los carbohidratos son los azúcares, almidones y fibras que se encuentran en frutas, granos, verduras y productos lácteos.

Ventajas

La siguiente lista muestra las ventajas de los carbohidratos:

- Proporciona energía

- Regula la glucosa en sangre

- Previene la pérdida ósea y la degradación de otros tejidos

- Evite que las proteínas se descompongan para obtener energía

Desventajas

La siguiente lista muestra las desventajas de los carbohidratos:

- Permite el aumento de peso

- Aumenta el riesgo de diabetes tipo 2, enfermedad cardíaca y otros trastornos de salud

- Crea niebla cerebral

- Eleva la presión arterial, el colesterol y los niveles de triglicéridos

- Engrosa las arterias

NO COMA CARBOHIDRATOS MALOS

Fruta:

Manzanas

Bananos

Frutas cítricas

Kiwi

Melons

Frijoles:

Frijoles

Garbanzos

Lentejas

Soja Frijoles

Productos lácteos:

Leche

Soja

Tofu

Alimentos Procesados:

Caramelo

Harina de maíz

Harina (pan, pastas, pasteles, etc.)

Alimentos preenvasados o preparados

Refresco

Azucarera

Bebidas azucaradas

Verduras con almidón:

Zanahoria

Trigo

Guisante

Patata

Batata

Ñame

Alimentos integrales:

Amaranto

Cebada

Pan

Cereales para el desayuno

Avena

Pasta

Quinua

Arroz

Bueno Carbohidratos

Los buenos carbohidratos se encuentran en vegetales de hoja. La fibra también es un carbohidrato. Podría considerarse un buen carbohidrato. Los principiantes inteligentes todavía no pueden comer en exceso estos carbohidratos, aunque nadie ha comido en exceso los carbohidratos a base de vegetales, que yo sepa, porque su cuerpo le informa de inmediato cuando ha tenido suficientes vegetales. La mejor parte de estos carbohidratos es que el cuerpo tiene más dificultades para dividirlos en glucosa.

COMER BUENOS CARBOHIDRATOS

Fruta (comer con moderación, no más de 2 a 6 bayas cada uno):

Moras

Arándanos

Frambuesas

Fresa

Verduras sin almidón:

Espárragos

Brócoli

Col

Coliflor

Pepino

Judías verdes

Verdes frondosos

Seta

Pimienta

Tomate

Calabacines

Frutos secos y semillas (comer con moderación, no más de 15 nueces total):

Almendras

Anacardos

Cacahuetes

Pistachos

Semillas de calabaza

Semillas de girasol

Nuez

Productos lácteos:

Leche de almendras

Leche de anacardo

Leche de soja

Malo Carbohidratos

Los carbohidratos malos son los que el cuerpo no tiene problemas para procesar, como el azúcar, los azúcares simples y los alimentos procesados. El cuerpo ama estos carbohidratos porque no tiene que trabajar duro para procesar estos alimentos. Sin embargo, si continúa comiendo estos carbohidratos malos, puede desarrollar problemas de salud como enfermedades del corazón, diabetes, obesidad, etc. Consulte la lista de alimentos sobre qué alimentos evitar.

Neto Carbohidratos

Cuando compre, calcule los carbohidratos netos en las etiquetas de nutrición. Las compañías de alimentos no van a poner esta información fácilmente disponible para usted porque todos los alimentos procesados son malos para usted. Quieren que te mantengas desinformado.

Proporciono la siguiente ecuación que muestra carbohidratos netos iguales menos fibra, escrito como:

Carbohidratos – Fibra = Netos Carbohidratos

Triglicéridos

Pensar. Si el almacenamiento de carbohidratos del cuerpo es como un tanque de gasolina, un tanque secundario de conexión más pequeño es el tanque de triglicéridos utilizado como tanque de desbordamiento. El tanque más pequeño recibe el desbordamiento de glucosa de los carbohidratos llamados triglicéridos. Cuando el cuerpo se llena de carbohidratos donde el tanque de carbohidratos está lleno o desbordante, el exceso de carbohidratos se convierte en triglicéridos.

Cuando el tanque de triglicéridos se llena o está casi lleno, el cuerpo lo vacía y almacena los triglicéridos como grasa abdominal. El cuerpo es ingenioso almacenándolo como grasa del vientre u otra grasa en los brazos, piernas, hombros, espalda o dondequiera que el cuerpo tenga espacio. Peor aún, el cuerpo puede convertir esta grasa en su primo más peligroso llamado "grasa visceral" y almacenarla alrededor de órganos vitales como el corazón, el hígado, el estómago, los intestinos, etc.

El cuerpo siempre acomoda estas células de grasa y encuentra espacio para ellas. El cuerpo nunca se cuelga una VACANTE NO FIRMAR para cualquier tipo de grasa, especialmente la grasa visceral (Gotter, 2017).

Si usted es diabético y si sus carbohidratos están huyendo con su salud, sus triglicéridos también son un némesis para su salud.

Para reducir su nivel de azúcar en la sangre y su nivel de triglicéridos, usted limita su ingesta de carbohidratos al 5% o menos de 20 gramos por día. Después de aproximadamente dos semanas y si realiza una prueba de glucosa en la sangre, debe notar que sus números son normales o que vuelven a la normalidad.

También ayuda si hace ejercicio al menos uno o dos días a la semana. Expongo sobre el ejercicio en un capítulo posterior.

En Keto, al comer una dieta baja en carbohidratos, puede vaciar rápidamente su tanque de carbohidratos y triglicéridos. Como dije antes, me tomó de 7 a 10 días antes de ingresar al estado de cetosis. Mis lecturas de glucosa fueron más de 200 mg / dl al día y luego se redujeron a 75 a 90 mg / dl al día cuando comencé Keto. Según los sitios web médicos, cualquier lectura de glucosa por debajo de 100 mg / dl se considera normal (WebMD, 2018).

Grasas

Las grasas son cualquiera de los numerosos compuestos de carbono, hidrógeno y oxígeno que componen la mayoría de las grasas animales o vegetales y son importantes para la nutrición como fuentes de energía. La grasa tiene una mala reputación. Durante más de 50 años, científicos médicos, médicos, dietistas, etc. afirmaron que las grasas son malas y provocan enfermedades cardíacas y la muerte. Las grasas buenas, como el huevo pobre, caen dentro y fuera de favor con este grupo.

A lo largo de mi vida, los influencers médicos anunciaron que el huevo es bueno para ti, y luego unos años más tarde dicen que el huevo es malo para ti. Unos años más tarde, el huevo vuelve a estar bien. Sé que la medicina no es una ciencia exacta, pero vamos. El huevo es bueno o malo. Y, las grasas son buenas o malas.

Buenas Grasas

Las grasas buenas son grasas monoinsaturadas y poliinsaturadas. **Estas grasas no te engordan.** Sin embargo, tenga en cuenta que estas grasas buenas contienen más calorías que los carbohidratos y las proteínas. Se recomienda consumir una porción razonable por comida.

Nutricionalmente hablando, los ácidos grasos monoinsaturados son ácidos grasos con un doble enlace en la cadena de ácidos grasos con los átomos de carbono restantes siendo una sola unión. Los ácidos grasos poliinsaturados contienen más de un doble enlace. A quién le importa? ¿Cuáles son las grasas buenas y cuáles son los beneficios?

**COMER ESTOS ALIMENTOS QUE
CONTIENEN BUENAS GRASAS**

Alimentos grasos monoinsaturados:

Aguacate

Nuez: Almendra, Nueces de Brasil, Anacardo, Nueces de Macadamia, Cacahuetes, Pistachos

Olivas

Aceite de oliva (Aceite de Oliva Virgen Extra)

Mantequilla de maní (con < 5 carbohidratos netos)

Alimentos grasos poliinsaturados:

Pescado: Atún blanco, Arenque, Caballa, Salmon, Trucha

Semillas de lino o aceite de lino

Semillas de girasol

Nogales

La siguiente lista muestra los beneficios de estos alimentos:

- Promueve la salud del corazón

- Disminuye el riesgo de enfermedad cardíaca y accidente cerebrovascular

- Reduce el colesterol LDL (malo)

- Aumenta el colesterol HDL (bueno)

- Apoya el crecimiento celular

- Protege los órganos

- Mantiene el cuerpo caliente

- Ayuda al cuerpo a absorber algunos nutrientes

- Produce hormonas importantes

- Promueve las funciones normales del cerebro y el sistema nervioso

- Protege contra la enfermedad del ojo seco

- Reduce la inflamación

- Te da energía

Grasas Malas

Las grasas malas son grasas sin importancia que puede eliminar de su dieta. Estas grasas malas son las siguientes:

- Grasas saturadas: estas grasas son diferentes de las grasas monoinsaturadas y poliinsaturadas

- Grasas trans: las grasas resultan del proceso de hidrogenación, que ocurre cuando se agrega hidrógeno

Alimentos que contienen grasas trans:

- Comida rápida como hamburguesas, papas fritas, perritos calientes, comida para microondas

- Fritos

- Acortamiento

- Alimentos procesados y preenvasados

Ventaja

- Sin ventajas

Desventaja

- Aumenta el colesterol LDL (malo)

- Aumenta el riesgo de enfermedad cardíaca y accidente cerebrovascular

La regla general es que si el hombre ha creado, manejado o aumentado estas grasas, los principiantes inteligentes saben que no deben comer estas grasas.

Proteinas

Las proteínas son cualquier clase de compuestos orgánicos nitrogenados que contienen aminoácidos, compuestos y carbono, hidrógeno, oxígeno, nitrógeno y, a veces, azufre. Las proteínas son un tipo de nutriente que se encuentra en carnes como **carne de res, cerdo, aves de corral y pescado**.

Vea la sección de carne de Qué Alimentos Comer para más detalles.

Ventaja

- Reduce los antojos de apetito y los atracones

- Disminuye los niveles de hambre

- Aumenta la masa muscular y la fuerza

- Proporciona nutrientes para los huesos

- Aumenta el metabolismo y aumenta la quema de grasa

- Promueve la pérdida de peso causando que la persona que hace dieta coma menos calorías

- Proporciona energía sostenida

- Promueve una mejor piel, cabello y uñas

- Permite un mejor ejercicio de entrenamiento

- Permite dormir mejor

- Construye, repara y mantiene el tejido

- Impulsar el sistema inmunológico

- Disminuye la glucosa en sangre

Desventaja

- Hace que la pérdida de peso sea temporal a menos que la persona que hace dieta continúe haciendo dieta

- Almacena el exceso de proteínas consumidas como grasa y el exceso de aminoácidos se excreta

- Contiene calorías más altas que algunos alimentos no proteicos

- Asegura el aumento de peso si las proteínas se comen en exceso

- Aumenta el riesgo de cáncer

- Mal aliento

- Estreñimiento o diarrea

- Deshidratación

- Daño renal

- Enfermedades del corazón

A pesar de que estas desventajas parecen desalentadoras, personas que hacen dieta deben mirar el resultado positivo que la proteína ofrece con la pérdida de peso que concentrarse en las desventajas.

Fibra

La fibra es carbohidratos que el cuerpo NO PUEDE digerir. Estos carbohidratos pasan a través del cuerpo y se descartan como residuos. La parte buena de la fibra es que en algún momento se adhiere a otros carbohidratos o bloquea que otros carbohidratos sean absorbidos por el cuerpo. Por lo tanto, la fibra es verdaderamente el buen carbohidratos.

La fibra o forraje dietético es la porción de alimento derivado de plantas, que no puede ser completamente digerido por las enzimas digestivas humanas.

Ventaja

- Reduce el riesgo de enfermedades crónicas

- Promueve los movimientos intestinales normales y ayuda a mantener la salud intestinal

- Reduce los niveles de colesterol

- Ayuda a controlar los niveles de azúcar en la sangre

- Disminuye la tasa de azúcar se absorbe en el torrente sanguíneo

- Se conecta a otros carbohidratos y ayuda al cuerpo a eliminarlos

- La fibra pasa a través del cuerpo como residuos no digeridos

- Ayuda en la pérdida de peso y ayuda a lograr un peso saludable

- Limpia el colesterol y los carcinógenos dañinos del cuerpo

COMER ESTOS ALIMENTOS PARA FIBRA

- Semillas de chía

- Verduras de hoja oscura

- Nuez

- Palomitas de maíz

- Frambuesas

- Fresa

Mi mejor recomendación sobre los alimentos con fibra es estudiar la etiqueta de nutrición para ver si los alimentos contienen mucha fibra.

Busco alimentos que contienen 5 gramos de fibra o más. Estos alimentos literalmente son las minas de oro de fibra.

NO COMA ESTOS ALIMENTOS PARA FIBRA

- Zumo

- Granos refinados o cualquier granos

- Avena refinada o cualquier avena

Al igual que las grasas, la regla general es que si el hombre ha creado, manejado o aumentado estos alimentos que promocionan fibra o con alto contenido de fibra, los principiantes inteligentes no hacen que estos alimentos procesados sean parte de su régimen de dieta.

Lectura de Etiquetas de Nutrición

Leer las etiquetas de nutrición por primera vez es una tarea desalentadora para todos. Al principio, nunca miré una etiqueta de nutrición porque me sentía inseguro de cómo leerla. Además, me convencí de que cada etiqueta leía de manera diferente a propósito para confundir al consumidor medio. Mis sospechas eran correctas. Las corporaciones de alimentos tienden a ocultar hechos a la vista clara en la etiqueta.

Los principiantes inteligentes deben convertirse en buenos detectives para encontrar alimentos amigables con el ceto leyendo etiquetas nutricionales. Este capítulo desmitifica las etiquetas nutricionales. Para cuando termine de leer este capítulo, será un profesional experimentado en la lectura y la comprensión de las etiquetas nutricionales.

Creé la siguiente etiqueta de nutrición a partir de mi recuerdo de leer etiquetas pasadas. La información en esta etiqueta no se refiere a ningún producto o artículo específico. Cualquier parte de esta etiqueta que se asemeje a una etiqueta de nutrición real es estrictamente coincidente. Esta etiqueta es sólo para fines de demostración.

Datos Nutricionales	
Tamaño de la Porción 1 pieza; 30 (g) gramos	
Porción por Contenedor, Aproximadamente 6	
Cantidad por Porción	
Calorías 240	Calorías de Grasa 50
	% Valor Diario
Grasa Total 6 g	**9%**
Grasa Saturada 0.5 g	**3%**
Grasa Trans 0 g	
Colesterol 5 mg	**2%**
Sodio 390	**20%**
Carbohidratos Total 10 g	**10%**
Fibra Dietética 4 g	**12%**
Azucarera 2 g	
Proteina 6 g	
Vitamina A 4%	Vitamina C 8%
Calcio 0%	Hierro 10%

Resumí el artículo del Dr. Kennedy (n.d.), *Aprender a Leer Etiquetas* para que los principiantes inteligentes puedan leer las etiquetas de nutrición de manera efectiva con los siguientes pasos:

1.   Busque el tamaño de la porción y la porción por contenedor.

Datos Nutricionales	
Tamaño de la Porción 1 pieza; 30 (g) gramos Porción por Contenedor, Aproximadamente 6	
Cantidad por Porción	
Calorías 240	Calorías de Grasa 50
	% Valor Diario

2.   Compare el tamaño de la porción con el tamaño de la porción de la etiqueta.

En la etiqueta anterior, el tamaño de la porción es de 1 pieza o 30 gramos si se mide en peso.

El número de porciones por contenedor es de aproximadamente 6. Este producto es un sólido. Si comió todo el contenido del paquete, los datos nutricionales en esta etiqueta se multiplicarían por seis.

3.   Encuentre el recuento total de calorías para las calorías totales por porción.

En esta parte de la etiqueta, si comió todo el contenido del paquete, había consumido alrededor de 1440 calorías totales con 300 calorías en grasa.

Datos Nutricionales	
Tamaño de la Porción 1 pieza; 30 (g) gramos Porción por Contenedor, Aproximadamente 6	
Cantidad por Porción	
Calorías 240	Calorías de Grasa 50
	% Valor Diario

No te preocupes por los valores diarios que se encuentran en el lado derecho. Estos valores se refieren a la cantidad de gramos que se encuentran en la grasa, el colesterol, el sodio, los carbohidratos, la fibra, el azúcar y la proteína del número de requisitos diarios según lo prescrito o sugerido por el gobierno. El gobierno requiere que las compañías de alimentos compare la cantidad de los macronutrientes mencionados anteriormente con el requisito diario de dieta de 2,000 calorías.

4. Busque los carbohidratos totales menos la fibra dietética.

De la etiqueta de ejemplo, este artículo tiene 10 gramos de carbohidratos totales menos 4 gramos de fibra. Por lo tanto, esta etiqueta muestra que este artículo tiene 6 gramos de carbohidratos netos.

Colesterol 5 mg	**2%**
Sodio 390	**20%**
Carbohidratos Total 10 g	**10%**
Fibra Dietética 4 g	**12%**
Azucarera 2 g	
Proteína 6 g	

Si realiza un seguimiento de otros macronutrientes como grasas, sodio, colesterol, azúcar y proteínas, el número de estos elementos también se enumeran en gramos.

Qué Alimentos Comer

La siguiente lista está alfabetizada para facilitar la lectura y la comodidad. Esta lista contiene el tamaño de la porción, calorías (kcal), grasa, carbohidratos, fibra y proteína. Esta lista es para aquellos que están siguiendo cualquiera de las dietas Keto. También tenga en cuenta que los artículos contienen menos de 7 gramos de carbohidratos netos por porción.

Los datos nutricionales se estiman y se proporcionan como una cortesía. Los datos nutricionales son generados por una API en línea que reconoce los nombres y cantidades de ingredientes y hace cálculos a partir del tamaño de la porción con algoritmos. Los resultados pueden variar.

Fuentes: nutritionix.com, carb manager app, o fatsecret.com.

Queso

Azul, 1 taza o 135 g, desmenuzar | 477 kcal | grasa total 39 g | carbohidratos 3.2 g | fibra 0 g | proteina 29 g

Brie, 1 taza o 144 g, rebanar | 480 kcal | grasa total 40 g | carbohidratos 0.6 g | fibra 0 g | proteina 30 g

Cheddar, 1 rebanada | 1 onza o 28 g | 113 kcal | grasa total 9 g | carbohidratos 0.4 g | fibra 0 g | proteina 7 g

Colby Jack, 1 rebanada | 1 onza o 28 g | 110 kcal | grasa total 9 g | carbohidratos 0.7 g | fibra 0 g | proteina 7 g

Requesón, ½ taza o 112.5 g, pequeña cuajada (no embalado) | 111 kcal | grasa total 5 g | carbohidratos 4 g | fibra 0 g | proteina 12.5 g

Queso Crema, 1 pequeño paquete (3 onza o 85 g) | 291 kcal | grasa total 29 g | carbohidratos 3.5 g | fibra 0 g | proteina 5 g

Feta, 1 taza o 150 g, desmenuzar | 396 kcal | grasa total 32 g | carbohidratos 6 g | fibra 0 g | proteina 21 g

Queso de Cabra, 1 onza o 28.4 g | 103 kcal | grasa total 8 g | carbohidratos 0 g | fibra 0 g | proteina 6 g

Gouda, 1 onza o 28.4 g | 101 kcal | grasa total total 8 g | carbohidratos 0.6 g | fibra 0 g | proteina 7 g

Gruyere, 1 rebanada (1 onza o 28 g) | 116 kcal | grasa total 9 g | carbohidratos 0.1 g | fibra 0 g | proteina 8 g

Monterey Jack, 1 taza o 113 g, destrozar | 422 kcal | grasa total 34 g | carbohidratos 0.8 g | fibra 0 g | proteina 30 g

Mozzarella, 1 rebanada (1 onza o 28 g) | 78 kcal | grasa total 4.8 g | carbohidratos 0.9 g | fibra 0 g | proteina 8 g

Parmesano o Parmigiano-Reggiano, 1 cucharada o 5 g | 22 kcal | grasa total 1.4 g | carbohidratos 0.2 g | fibra 0 g | proteina 1.9 g

Ricota, 1 taza o 246 g | 428 kcal | grasa total 32 g | carbohidratos 7 g | fibra 0 g | proteina 28 g

Queso de Cuerda, 1 pieza o 28 g | 80 kcal | grasa total 6 g | carbohidratos 1 g | fibra 0 g | proteina 6 g

Queso Suizo, 1 rebanada (1 onza or 28 g) | 106 kcal | grasa total 8 g | carbohidratos 1.5 g | fibra 0 g | proteina 8 g

Cocinar / Hornear – Grasas y Aceites

Tocino Grasa, 1 cucharita o 4.3 g | 39 kcal | grasa total 4.3 g | carbohidratos 0 g | fibra 0 g | proteina 0 g

Salsa Bearnesa, 2 cucharadas o 32 g | 155 kcal | grasa total 17 g | carbohidratos 0.7 g | fibra 0.1 g | proteina 0.9 g

Mantequilla, 1 cucharada o 14 g | 102 kcal | grasa total 12 g | carbohidratos 0 g | fibra 0 g | proteina 0.1 g

Aceite de Coco, 1 cucharada o 13.6 g | 117 kcal | grasa total 14 g | carbohidratos 0 g | fibra 0 g | proteina 0 g

Salsa Holandesa, 1 onza o 28.3 g | 78 kcal | grasa total 6.9 g | carbohidratos 3.1 g | fibra 0 g | proteina 0.6 g

Aceite de Oliva (Aceite de Oliva Virgen Extra), 1 cucharada o 13.5 g | 119 kcal | grasa total 14 g | carbohidratos 0 g | fibra 0 g | proteina 0 g

Aceite de Cacahuete, 1 cucharada o 13.5 g | 119 kcal | grasa total 14 g | carbohidratos 0 g | fibra 0 g | proteina 0 g

Aceite de Sésamo, 1 cucharada o 13.6 g | 120 kcal | grasa total 14 g | carbohidratos 0 g | fibra 0 g | proteina 0 g

Aceite de Girasol, 1 cucharada o 13.6 g | 120 kcal | grasa total 14 g | carbohidratos 0 g | fibra 0 g | proteina 0 g

Cocinar / Hornear – Harina, Polvo & Semillas

Harina de Almendra, ¼ taza o 56.7 g | 150 kcal; grasa total 11 g | carbohidratos 6 g | fibra 3 g | proteina 6 g

Copos de Almendra, 4-½ cucharita o 25 g | 161 kcal | grasa total 14 g | carbohidratos 1.6 g | fibra 1.9 g | proteina 6.4 g

Semillas de Chía, 1 onza o 28.4 g | 138 kcal | grasa total 9 g | carbohidratos 12 g | fibra 10 g | proteina 4.7 g

Cacao en Polvo (más del 70% de cacao), 1 cucharada o 5 g | 21 kcal | grasa total 0.5 g | carbohidratos 3 g | fibra 1 g | proteina 1.1 g

Harina de Coco, 2 cucharadas o 14 g | 60 kcal | grasa total 1.5 g | carbohidratos 9 g | fibra 5 g | proteina 3 g

Copos de Coco, ¼ taza o 15 g | 100 kcal | grasa total 8 g | carbohidratos 5 g | fibra 3 g | proteina 1 g

Harina de Lino, 2 cucharadas o 13 g | 70 kcal | grasa total 4.5 g | carbohidratos 4 g | fibra 3 g | proteina 3 g

Semillas de Lino, 1-½ cucharada o 10 g | 53 kcal | grasa total 4 g | carbohidratos 3 g | fibra 3 g | proteina 2.5 g

Lácteos

Yogur Griego, 1 contenedor o 170 g | 100 kcal | grasa total 0.7 g | carbohidratos 6 g | fibra 0 g | proteina 17 g

Crema de Azotar Pesada, 1 cucharada o 15 g | 29 kcal | grasa total 2.9 g | carbohidratos 0.5 g | fibra 0 g | proteina 0.4 g

Mayonesa, 1 cucharada o 13.8 g | 94 kcal | grasa total 10 g | carbohidratos 0.1 g | fibra 0 g | proteina 0.1 g

Crema Agria, 1 cucharada o 12 g | 23 kcal | grasa total 2.4 g | carbohidratos 0.3 g | fibra 0 g | proteina 0.2 g

Frutas

Albaricoque, 1 fruta o 35 g | 17 kcal | grasa total 0.1 g | carbohidratos 3.9 g | fibra 0.7 g | proteina 0.5 g

Aguacate, 1 pequeño o 100 g | 160 kcal | grasa total 15 g | carbohidratos 9 g | fibra 7 g | proteina 2 g

Baya negra, 10 bayas o 51 g | 21.9 kcal | grasa total 0.3 g | carbohidratos 4.9 g | fibra 2.7 g | proteina 0.7 g

Arándanos, 10 bayas | 7.8 kcal | grasa total 0.0 g | carbohidratos 2.0 g | fibra 0.3 g | proteina 0.1 g

Cereza, 1 cerezo | 5.2 kcal | grasa total 0.0 g | carbohidratos 1.3 g | fibra 0.2 | proteina 0.7 g

Arándanos, ½ taza (1.8 onza o 50 g) | 23 kcal | grasa total 0.1 g | carbohidratos 6 g | fibra 1.8 g | proteina 0 g

Limón, 1 fruta (2-⅛ diámetro de la pulgada o 58 g | 16.8 kcal | grasa total 0.2 g | carbohidratos 5.4 g | fibra 1.6 g | proteina 0.6 g

Lima, 1 fruta, 2 diámetro de la pulgada o 67 g | 20 kcal | grasa total 0.1 g | carbohidratos 7.1 g | fibra 1.9 g | proteina 0.5 g

Fruta de la Pasión, 1 fruta sin basura o 18 g | 17.5 kcal | grasa total 0.1 g | carbohidratos 4.2 g | fibra 1.9 | proteina 0.4 g

Frambuesas, 10 frambuesas o 19 g | 10 kcal | grasa total 0.1 g | carbohidratos 2.3 g | fibra 1.2 g | proteina 0.2 g

Ruibarbo, 1 taza, cortado en cubitos o 122 g | 25.6 kcal | grasa total 0.2 g | carbohidratos 5.5 g | fibra 2.2 g | proteina 1.1 g

Fresa, 1 media o 1-¼ diámetro de la pulgada o 12 g | 3.8 kcal | grasa total 0 g | carbohidratos 0.9 g | fibra 0.2 g | proteina 0.1 g

Tomate de uva, 1 tomate (0.3 onza o 8 g) | 1.4 kcal | grasa total 0 g | carbohidratos 0.3 g | fibra 0.1 g | proteina 0.1 g

Liquido

Leche De Almendras, Sin Azúcar, 1 taza (8.5 onza o 240 ml) | 30.4 kcal | grasa total 2.5 g | carbohidratos 1.1 g | fibra 0.6 g | proteina 1 g

Café a Prueba de Balas, 1 alto taza (16 onzas fluido o 474 g) | 1197 kcal | grasa total 132 g | carbohidratos 2.7 g | fibra 0 g | proteina 2.7 g

Leche de anacardo, Sin Azúcar, 1 taza (8.5 onzas o 240 ml) | 25 kcal | grasa total 2 g | carbohidratos 1 g | fibra 0 g | proteina 1.0 g

Leche de Coco, 1 cucharada (1.1 onzas o 30 g) | 60.6 kcal | grasa total 6.2 g | carbohidratos 1.7 g | fibra 0.3 g | proteina 0.5 g

Café (Negro), 1 alto taza (16 onzas fluido o 474 g) | 4.7 kcal | grasa total 0.1 g | carbohidratos 2.2 g | fibra 2.2 g | proteina 0.6 g

Té Verde, Cervecera, Sin Azúcar, 8 onzas fluido o 237 g | 2.4 kcal | grasa total 0 g | carbohidratos 0 g | fibra 0 g | proteina 0.5 g

Leche de Soja, 1 taza o 243 g | 100 kcal | grasa total 4 g | carbohidratos 8 g | fibra 1 g | proteina 7 g

Carne – Vacuno

No evite las carnes bien marmoladas con grasa comprando cortes magros de carne. El cuerpo necesita la buena grasa que se reduce de la carne, y la grasa le da sabor a la carne.

Caldo de Hueso de Vacuno, uno 8 onzas fluido taza o 240 ml | 48 kcal | grasa total 0.3 g | carbohidratos 0.7 g | fibra 0 g | proteina 10 g

Costillas Cortas de Ternera, 3 onzas o 85 g | 302 kcal | grasa total 24.2 g | carbohidratos 0 g | fibra (no se da) | proteina 19.6 g

Carne de Res, 3 onzas o 85 g | 213 kcal | grasa total 16 g | carbohidratos 0.4 g | fibra 0 g | proteina 15 g

Hamburguesa, 1 kilo o 453.6 g | 1506 kcal | grasa total 136 g | carbohidratos 0 g | fibra 0 g | proteina 65 g

Costilla de Primer, 8 onzas de sin hueso | 603 kcal | grasa total 39.28 g | carbohidratos 0 g | fibra 0 g | proteina 58.77 g

Vacuno Asado, 1 delgado rebanada (aproximado 4-½" x 2-½" x ⅛") | 56 kcal | grasa total 3.64 g | carbohidratos 0 g | fibra 0 g | proteina 5.44 g

Bistec, Chuletón, 4 onzas o 112 g | 280 kcal | grasa total 20 g | carbohidratos 0 g | fibra 0 g | proteina 22 g

Bistec, Hueso en T, (Recortado grasa a ¼"), 6 onzas son 361 kcal | grasa total 24.34 g | carbohidratos 0 g | fibra 0 g | proteina 32.98 g

Bistec, Solomillo Superior, (Recortado grasa a ⅛"), 5 onzas son 285 kcal | grasa total 18.02 g | carbohidratos 0 g | fibra 0 g | proteina 28.78 g

Carne – Pollo

Caldo de Hueso de Pollo, Orgánico, 1 taza (8 onzas) | 45 kcal | grasa total 0.5 g | carbohidratos 1 g | fibra 0 g | proteina 9 g

Gallina de Cornish, 1 gallina asada (1-¼ libra, crudo) (rendir después de la cocción, hueso eliminado) | 793 kcal | grasa total 55.48 g | carbohidratos 0 g | fibra 0 g | proteina 67.87 g

Huevo Cocido, 1 grande | 77 kcal | grasa total 5.28 g | carbohidratos 0.56 g | fibra 0 g | proteina 6.26 g

Huevo frito, más duro, 1 grande | 92 kcal | grasa total 7.04 g | carbohidratos 0.4 g | fibra 0 g | proteina 6.27 g

Huevo Revuelto, 1 grande | 101 kcal | grasa total 7.45 g | carbohidratos 1.34 g | fibra 0 g | proteina 6.76 g

Huevo de Pollo Crudo, 1 grande | 74 kcal | grasa total 4.97 g | carbohidratos 0.38 g | fibra 0 g | proteina 6.29 g

Pollo Molido, 1 taza (cocinar) | 301 kcal | grasa total 17.13 g | carbohidratos 0 g | fibra 0 g | proteina 34.38 g

Pierna de Pollo, 1 pequeño pierna (rendir después de la cocción, hueso eliminado) (piel comido) | 212 kcal | grasa total 12.28 g | carbohidratos 0 g | fibra 0 g | proteina 23.68 g

Licitaciónes de Pollo, 1 porción o 35.5 g | 80 kcal | grasa total 3.5 g | carbohidratos 6 g | fibra 0 g | proteina 5 g

Muslo de Pollo, 1 pequeño muslo (rendir después de la cocción, hueso eliminado) | 135 kcal | grasa total 8.45 g | carbohidratos 0 g | fibra 0 g | proteina 13.67 g

Pollo Asado Entero, 1 porción, 3 onzas son 170 kcal | grasa total 10 g | carbohidratos 0 g | fibra 0 g | proteina 18 g

Ala de Pollo, 1 pequeño (rendir después de la cocción, hueso eliminado) | 81 kcal | grasa total 5.4 g | carbohidratos 0 g | fibra 0 g | proteina 7.46 g

Carne – Otras Aves de Corral

Huevo de Pato Crudo, 1 porción | 130 kcal | grasa total 9.64 g | carbohidratos 1.02 g | fibra 0 g | proteina 8.97 g

Pato Asado, 1/2 seno de pato (rendir después de la cocción, hueso eliminado) | 255 kcal | grasa total 21.46 g | carbohidratos 0 g | fibra 0 g | proteina 14.37 g

Huevo de Ganso Crudo, 1 porción | 266 kcal | grasa total 19.11 g | carbohidratos 1.94 g | fibra 0 g | proteina 19.97 g

Ganso Salvaje Asado, 3 onzas con hueso (rendir después de la cocción, hueso eliminado) son 173 kcal | grasa total 12.44 g | carbohidratos 0 g | fibra 0 g | proteina 14.28 g

Huevos de Faisán, 1 porción | 135 kcal | grasa total 9.4 g | carbohidratos 0.9 g | fibra 0 g | proteina 11 g

Faisán, ½ seno de **faisán** (rendir después de la cocción, hueso eliminado) | 312 kcal | grasa total 15.3 g | carbohidratos 0 g | fibra 0 g | proteina 40.97 g

Huevo de Codorniz Crudo, 1 porción | 14 kcal | grasa total 1 g | carbohidratos 0.04 g | fibra 0 g | proteina 1.17 g

Codorniz, 1 porción (rendir después de la cocción, hueso eliminado) | 177 kcal | grasa total 10.67 g | carbohidratos 0 g | fibra 0 g | proteina 19 g

Carne – Cerdo

Tocino, Applewood Ahumado, 2 rebanadas (20 g) | 110 kcal | grasa total 9 g | carbohidratos 0 g | fibra 0 g | proteina 5 g

Cerdo Molido 80/20, 4 onzas o 112 g | 280 kcal | grasa total 22 g | carbohidratos 1 g | fibra 0 g | proteina 19 g

Jamón Frito, 1 delgado rebanada (aproximado 4-½" x 2-½" x ⅛") | 47 kcal | grasa total 3.15 g | carbohidratos 0.07 g | fibra 0 g | proteina 4.32 g

Chuletas de Cerdo, 1 corte pequeño o delgado (3 onzas, con hueso, crudo) (rendir después de la cocción, hueso eliminado) | 118 kcal | grasa total 6.85 g | carbohidratos 0 g | fibra 0 g | proteina 13.12 g

Asado de Cerdo, 1 delgado rebanada (aproximado 4-½" x 2-½" x ⅛") | 52 kcal | grasa total 3.06 g | carbohidratos 0 g | fibra 0 g | proteina 5.67 g

Carne – Marisco

Albacore Atún, Blanco en Agua, 2 onzas o 56 g | 60 kcal | grasa total 1 g | carbohidratos 0 g | fibra 0 g | proteina 12 g

Albacore Atún, Salvaje Atrapado, 4 onzas o 113 g | 120 kcal | grasa total 1 g | carbohidratos 0 g | fibra 0 g | proteina 25 g

Bagre, Frito Rebozado, 1 filete (5" x 2-½" x 3/8") | 182 kcal | grasa total 12.8 g | carbohidratos 5.03 g | fibra 0.2 g | proteina 11.12 g

Arenque, 1 onza (sin hueso) | 45 kcal | grasa total 2.56 g | carbohidratos 0 g | fibra 0 g | proteina 5.09 g

Caballa, 2 onza (sin hueso) | 95 kcal | grasa total 5.31 g | carbohidratos 0 g | fibra 0 g | proteina 10.95 g

Trabajo Trabajo, 1 filete | 100 kcal | grasa total 0.82 g | carbohidratos 0 g | fibra 0 g | proteina 21.76 g

Salmon, 4 onza (sin hueso) | 166 kcal | grasa total 6.72 g | carbohidratos 0 g | fibra 0 g | proteina 24.52 g

Trucha, Especies Mixtas, 1 filete | 117 kcal | grasa total 5.22 g | carbohidratos 0 g | fibra 0 g | proteina 16.41 g

Carne – Pavo

Tocino de Pavo, 1 delgado rebanada (rendir después de la cocción) | 31 kcal | grasa total 2.23 g | carbohidratos 0.25 g | fibra 0 g | proteina 2.37 g

Pechuga de Pavo (con piel), 3 onza (sin hueso) | 134 kcal | grasa total 5.97 g | carbohidratos 0 g | fibra 0 g | proteina 18.62 g

Carne de Pavo Deli, 1 rebanada (1 onza) | 29 kcal | grasa total 0.47 g | carbohidratos 1.19 g | fibra 0.1 g | proteina 4.84 g

Pavo Molido (85/15), 4 onzas o 112 g | 220 kcal | grasa total 17 g | carbohidratos 0 g | fibra 0 g | proteina 19 g

Palillo de Pavo Asado, 1 pequeño (aproximado 11 a 13 kilo pájaro) (rendir después de la cocción, hueso eliminado) | 255 kcal | grasa total 12.08 g | carbohidratos 0 g | fibra 0 g | proteina 34.27 g

Salchicha de Pavo, 1 onza | 44 kcal | grasa total 2.29 g | carbohidratos 0.13 g | fibra 0 g | proteina 5.33 g

Turquía Entera (Butterball), por 4 onzas (112 g) | 160 kcal | grasa total 4.5 g | carbohidratos 0 g | fibra 0 g | proteina 28 g

Diverso

Tofu, 0.2 bloque (91 g) | 76 kcal | grasa total 4.8 g | carbohidratos 1.1 g | fibra 0.9 g | proteina 9.1 g

Frutos Secos y Semillas

Almendras, Crudo, 10 almendras son 70 kcal | grasa total 6.1 g | carbohidratos 2.4 g | fibra 0.1 g | proteina 2.6 g

Nueces de Brasil, Crudo, ¼ taza or 12 nuez (30 g) son 200 kcal | grasa total 20 g carbohidratos 4 g | fibra 2 g | proteina 4 g

Anacardos Crudos Enteros, ⅛ taza (15 g) son 90 kcal | grasa total 6.5 g | carbohidratos 4.5 g | fibra 0.5 g | proteina 3.5 g

Nueces de Macadamia, 1 onza o 10 a 12 nuez son 204 kcal | grasa total 21.48 g | net carbohidratos 3.92 g | fibra 2.4 g | proteina 2.24 g

Cacahuetes, Seco Asado, Sin Sal, 10 nuez son 60 kcal | grasa total 5 g | net carbohidratos 2.1 g | proteina 2.4 g

Cacahuetes, en Shell (shell no se come), 1 taza a rendimiento comestible | 305 kcal | grasa total 26.78 g | carbohidratos 7.78 g | fibra 4.8 g | proteina 14.3 g

Pacanas, Picado, ¼ taza (28 g) | 200 kcal | grasa total 20 g | carbohidratos 4 g | fibra 3 g | proteina 3 g

Pacanas, Mitades, ¼ taza (28 g) | 190 kcal | grasa total 20 g | carbohidratos 4 g | fibra 3 g | proteina 3 g

Pacanas, Crudo, ¼ taza (30 g) | 210 kcal | grasa total 21 g | carbohidratos 4 g | fibra 2 g | proteina 3 g

Tuercas de Pistacho, 1 onza o 49 núcleo son 158 kcal | grasa total 12.6 g | carbohidratos 7.93 g | fibra 2.9 g | proteina 5.84 g

Semillas de Calabaza, Crudo, ¼ taza (30 g) | 170 kcal | grasa total 15 g | carbohidratos 3 g | fibra 2 g | proteina 9 g

Semillas de Girasol, Crudo, ¼ taza (30 g) | 170 kcal | grasa total 15 g | carbohidratos 6 g | fibra 3 g | proteina 7 g

Semillas de Girasol, en Shell, 1 paquete (95 g) | 180 kcal | grasa total 15 g | carbohidratos 4 g | fibra 3 g | proteina 6 g

Nueces (Walnuts), Orgánica, ¼ taza (28 g) | 180 kcal | grasa total 17 g | carbohidratos 5 g | fibra 1 g | proteina 4 g

Salsas/Apósitos

Aderezo de Queso Azul, Grueso (Kraft), 2 cucharadas o 30 g | 120 kcal | grasa total 12 g | carbohidratos 2 g | fibra 0 g | proteina 1 g

Aderezo para Ensaladas Italiano (Wishbone), 2 cucharadas o 30 ml | 80 kcal | grasa total 7 g | carbohidratos 4 g | fibra 0 g | proteina 0 g

Jugo de Limón, 100% (Great Value), 1 cucharita o 5 ml | 0 kcal | grasa total 0 g | carbohidratos 0 g | fibra 0 g | proteina 0 g

Jugo de Lima, 100%, 1 cucharita o 5 ml | 0 kcal | grasa total 0 g | carbohidratos 0 g | fibra 0 g | proteina 0 g

Mostaza, Amarillo Clásico (French's), 1 cucharita o 5 ml | 0 kcal | grasa total 0 g | carbohidratos 0 g | fibra 0 g | proteina 0 g

Mostaza, Dijon, 1 cucharita o 5 ml | 4 kcal | grasa total 0.19 g | carbohidratos 0.47 g | fibra 0.2 g | proteina 0.24 g

Mostaza, Marrón Picante (Gulden's), 1 cucharita o 5 ml | 5 kcal | grasa total 0 g | carbohidratos 0 g | fibra 0 g | proteina 0 g

Rancho Aderezo Original (Hidden Valley), 2 cucharadas o 30 ml | 140 kcal | grasa total 14 g | carbohidratos 2 g | fibra 0 g | proteina 0 g

Salsa, Picante Medio (Pace), 2 cucharadas o 32 g | 8 kcal | grasa total 0 g | carbohidratos 2 g | fibra 1 g | proteina 0 g

Salsa de Soja (Kikkoman), 1 cucharada o 0.5 onza | 10 kcal | grasa total 0 g | carbohidratos 1 g | fibra 0 g | proteina 2 g

Vinagre, Sidra De Manzana, 1 cucharada o 14.9 g | 3 kcal | grasa total 0 g | carbohidratos 0.1 g | fibra 0 g | proteina 0 g

Vinagre, Balsámico, 1 cucharada o 16 g | 14 kcal | grasa total 0 g | carbohidratos 2.7 g | fibra 0 g | proteina 0.1 g

Salsa Worcestershire (Lea & Perrins), 1 cucharada o 15 ml | 5 kcal | grasa total 0 g | carbohidratos 1 g | fibra 0 g | proteina 0 g

Especia

Brocas de Tocino (real completamente cocido), 1 cucharada o 7 g | 33 kcal | grasa total 1.8 g | carbohidratos 2 g | fibra 0.7 g | proteina 2.2 g

Alcaparras, 1 cucharada o 8.6 g | 2 kcal | grasa total 0.1 g | carbohidratos 0.4 g | fibra 0.3 g | proteina 0.2 g

Polvo de Chile, 1 cucharada o 8 g | 22 kcal | grasa total 1.1 g | carbohidratos 4 g | fibra 2.8 g | proteina 1.1 g

Canela, 1 cucharita | 6 kcal | grasa total 0.07 g | carbohidratos 2 g | fibra 1.4 g | proteina 0.09 g

Crema de Tártaro, 1 cucharada | 7.7 kcal | grasa total 0 g | carbohidratos 1.8 g | fibra 0 g | proteina 0 g

Comino, Molido, 1 cucharita | 11.3 kcal | grasa total 0.7 g | carbohidratos 1.3 g | fibra 0.3 g | proteina 0.5 g

Eneldo Fresco, 5 ramitas (1 g) | 0.4 kcal | grasa total 0 g | carbohidratos 0.1 g | fibra 0 g | proteina 0 g

Polvo de Ajo, 1 cucharita o 3.1 g | 10.3 kcal | grasa total 0 g | carbohidratos 2.3 g | fibra 0.3 g | proteina 0.5 g

Sal de Ajo, 1 cucharita o 5.6 g | 4.8 kcal | grasa total 0 g | carbohidratos 1.1 g | fibra 0.1 g | proteina 0.2 g

Rábano Picante, 1 cucharada o 5 g | 5 kcal | grasa total 0.1 g | carbohidratos 1.19 g | fibra 0 g | proteina 0.18 g

Salsa Caliente, Original (Cholula), 1 cucharita o 4.7 g | 0.5 kcal | grasa total 0 g | carbohidratos 0.1 g | fibra 0 g | proteina 0 g

Polvo de Cebolla, 1 cucharita o 2.4 g | 8.2 kcal | grasa total 0.07 g | carbohidratos 1.9 g | fibra 0.4 g | proteina 0.3 g

Orégano, Hojas, 1 cucharita o 1 g | 2.7 kcal | grasa total 0 g | carbohidratos 0.7 g | fibra 0.4 g | proteina 0.1 g

Pimentón, 1 cucharita o 2.3 g | 6.5 kcal | grasa total 0.27 g | carbohidratos 1.2 g | fibra 0.8 g | proteina 0.31 g

Perejil, 1 cucharada o 3.8 g | 1.4 kcal | grasa total 0.03 g | carbohidratos 0.24 g | fibra 0.1 g | proteina 0.11 g

Pimienta, Negro, 1 cucharita o 2.3 g | 5.8 kcal | grasa total 0.1 g | carbohidratos 1.5 g | fibra 0.6 g | proteina 0.2 g

Especias de Pastel de Calabaza, 1 cucharita o 1.7 g | 5.8 kcal | grasa total 0.21 g | carbohidratos 1.2 g | fibra 0.3 g | proteina 0.1 g

Sal (Morton), ⅓ cucharita o 1.5 g | 0 kcal | grasa total 0 g | carbohidratos 0 g | fibra 0 g | proteina 0 g

Sal, Kosher Grueso, ⅓ cucharita o 1.2 g | 0 kcal | grasa total 0 g | carbohidratos 0 g | fibra 0 g | proteina 0 g

Sal, Rosa Himalaya (Olde Thompson), ⅓ cucharita o 1 g | 0 kcal | grasa total 0 g | carbohidratos 0 g | fibra 0 g | proteina 0 g

Sal, Mar (Morton), ⅓ cucharita o 1.5 g | 0 kcal | grasa total 0 g | carbohidratos 0 g | fibra 0 g | proteina 0 g

Cúrcuma, Molido, 1 cucharita o 3 g | 9.4 kcal | grasa total 0.1 g | carbohidratos 2 g | fibra 0.7 g | proteina 0.3 g

Edulcorantes

Stevia, Granulado, 0.8 cucharita o 3.5 g | 0 kcal | grasa total 0 g | carbohidratos 3.5 g | fibra 0 g | proteina 0 g

Stevia, Liquido, 1 cucharita o 7.1 g | 0 kcal | grasa total 0 g | carbohidratos 2.3 g | fibra 0 g | proteina 0 g

Swerve, Azúcar Morena, 1 cucharita o 4 g | 0 kcal | grasa total 0 g | carbohidratos 4 g | fibra 0 g | proteina 0 g

Swerve, Confiteros Azúcar en Polvo, 1 cucharita o 5 g | 0 kcal | grasa total 0 g | carbohidratos 5 g | fibra 0 g | proteina 0 g

Swerve, Granular, 1 cucharita o 3 g | 0 kcal | grasa total 0 g | carbohidratos 3 g | fibra 0 g | proteina 0 g

Verduras

Los compradores pueden comprar vegetales enlatados. Sugiero leer la etiqueta de nutrición en el empaque antes de comprar para asegurarse de que no está recibiendo carbohidratos ocultos, rellenos, sodio (sal) o azúcares añadidos.

Corazones de Alcachofa, ½ taza o 130 g | 35.1 kcal | grasa total 0 g | carbohidratos 6 g | fibra 4 g | proteina 2 g

Espárragos, 5 lanzas o 93 g | 20 kcal | grasa total 0 g | carbohidratos 4 g | fibra 2 g | proteina 2 g

Aguacate, 1 porción o 100 g | 60 kcal | grasa total 5 g | carbohidratos 3 g | fibra 3 g | proteina 1 g

Brotes de Frijol, 1 porción o 100 g | 30 kcal | grasa total 0 g | carbohidratos 6 g | fibra 1 g | proteina 3 g

Pimiento, Verde, 1 medio o 119 g | 30 kcal | grasa total 0.2 g | carbohidratos 8 g | fibra 2 g | proteina 1 g

Pimiento, Rojo, 1 medio o 148 g | 25 kcal | grasa total 0.2 g | carbohidratos 6 g | fibra 2 g | proteina 1 g

Bok Choy (Repollo Chino), 3 onzas o 84 g | 10 kcal | grasa total 0 g | carbohidratos 2 g | fibra 1 g | proteina 1 g

Brócoli, 5 onzas o 141.75 g | 43.1 kcal | grasa total 0.5 g | carbohidratos 7.7 g | fibra 2.9 g | proteina 3.8 g

Coles de Bruselas, 1 porción o 86 g | 35 kcal | grasa total 1.2 g | carbohidratos 3.4 g | fibra 3.4 g | proteina 2.9 g

Col, Verde, 5 onzas o 141.75 g | 116.7 kcal | grasa total 8.3 g | carbohidratos 10 g | fibra 3.3 g | proteina 1.28 g

Zanahoria, 1 porción o 46 g | 16 kcal | grasa total 0.1 g | carbohidratos 3.8 g | fibra 1.4 g | proteina 0.3 g

Coliflor, 1 taza o 91 g | 25 kcal | grasa total 0.1 g | carbohidratos 4 g | fibra 1 g | proteina 1 g

Apio, 1 porción (7-½" to 8" long o 2 onzas) o 56.7 g | 8.5 kcal | grasa total 0 g | carbohidratos 2.3 g | fibra 1.1 g | proteina 0 g

Pepino (en rodajas con cáscara), ½ taza o 2 onzas (56.7 g) | 8.5 kcal | grasa total 0 g | carbohidratos 1.7 g | fibra 0.6 g | proteina 0.6 g

Berenjena, 1 taza cubo o 3.53 onzas (100 g) | 20 kcal | grasa total 0.16 g | carbohidratos 5 g | fibra 3 g | proteina 1 g

Frijoles Verdes, 1 taza o 85 g | 25 kcal | grasa total 0 g | carbohidratos 5 g | fibra 3 g | proteina 1 g

Verdes, Mostaza, 1 porción o 85 g | 20 kcal | grasa total 0 g | carbohidratos 4 g | fibra 3 g | proteina 2 g

Lechuga, Iceberg, 1 taza destrozar o picar (226.8 g) | 8 kcal | grasa total 0.08 g | carbohidratos 1.6 g | fibra 0.8 g | proteina 0.4 g

Lechuga, Romaine, Picar, 1 taza o 45.36 g | 5 kcal | grasa total 0 g | carbohidratos 1 g | fibra 1 g | proteina 0.5 g

Seta, Bebé Bella En Rodajas, 3 onzas o 85 g son 20 kcal | grasa total 0 g | carbohidratos 2 g | fibra 1 g | proteina 3 g

Setas, Tapas Portabella, 1 porción o 85 g | 20 kcal | grasa total 0 g | carbohidratos 3 g | fibra 1 g | proteina 3 g

Setas, Botón Blanco, ⅓ taza o 5 medio, setas (84 g) | 20 kcal | grasa total 0 g | carbohidratos 3 g | fibra 1 g | proteina 3 g

Napa, Repollo, Triturado, 1 taza o 76 g | 15 kcal | grasa total 0 g | carbohidratos 2 g | fibra 1 g | proteina 1 g

Okra, 1 taza o 3 onzas (85 g) | 33 kcal | grasa total 0.9 g | carbohidratos 5.3 g | fibra 2.7 g | proteina 2.4 g

Aceitunas, Negro, Orgánico Pitted Kalamata, 4 aceitunas (7 g) | 21 kcal | grasa total 2.1 g | carbohidratos 0.5 g | fibra 0 g | proteina 0 g

Aceitunas, Jumbo Orgánico Verde, 3 aceitunas (15 g) | 25 kcal | grasa total 2.5 g | carbohidratos 1 g | fibra 0 g | proteina 0 g

Cebollas, Verde Picado, ¼ taza (100 g) | 10 kcal | grasa total 0 g | carbohidratos 2 g | fibra 1 g | proteina 0 g

Cebollas, Dulce, 1.5 onzas (100 g) | 10 kcal | grasa total 0.02 g | carbohidratos 1.84 g | fibra 0 g | proteina 0.23 g

Cebollas, Amarillo, ½ taza, picar (100 g) | 31 kcal | grasa total 0 g | carbohidratos 8.1 g | fibra 2 g | proteina 0.7 g

Pimienta, Plátano, 1 porción (4" largo) o 30 g | 10 kcal | grasa total 0 g | carbohidratos 2 g | fibra 0 g | proteina 0 g

Pimienta, Chile Caliente, 1 porción o 45 g | 18 kcal | grasa total 0.2 g | carbohidratos 4. g | fibra 0.7 g | proteina 0.8 g

Pimienta, Poblano, 1 porción o 64 g | 13 kcal | grasa total 0.11 g | carbohidratos 3 g | fibra 1.1 g | proteina 0.55 g

Pimienta, Serrano, 1 porción o 6.1 g | 2 kcal | grasa total 0.03 g | carbohidratos 0.4 g | fibra 0.2 g | proteina 0.11 g

Pimienta, Rojo Dulce, 1 porción o 114 g | 32 kcal | grasa total 0.2 g | carbohidratos 7.6 g | fibra 1.4 g | proteina 1 g

Salmuera, Eneldo, 1 porción o 35 g | 4.2 kcal | grasa total 0.1 g | carbohidratos 0.8 g | fibra 0.3 g | proteina 0.2 g

Rábano, 1 medio o 4.5 g | 0.7 kcal | grasa total 0 g | carbohidratos 0.1 g | fibra 0.1 g | proteina 0 g

Chucrut, Cocinar, 1 taza | 27 kcal | grasa total 0.2 g | carbohidratos 6.1 g | fibra 4.1 g | proteina 1.29 g

Chícharos o Guisantes, 1 taza o 160 g | 67 kcal | grasa total 0.4 g | carbohidratos 11 g | fibra 4.5 g | proteina 5.2 g

Soja, 1 taza o 172 g | 296 kcal | grasa total 15 g | carbohidratos 14 g | fibra 10 g | proteina 31 g

Espaguetis Calabaza, Cocinar, 1 taza o 100 g | 47 kcal | grasa total 2.56 g | carbohidratos 6.3 g | fibra 1.4 g | proteina 0.64 g

Espinaca, Cocinado de Fresco, 1 taza o 180 g | 41 kcal | grasa total 0.5 g | carbohidratos 6.8 g | fibra 4.3 g | proteina 5.3 g

Espinaca del Bebé, Orgánico Fresco, 1 taza o 30 g | 7 kcal | grasa total 0 g | carbohidratos 1.1 g | fibra 0.7 g | proteina 0.9 g

Amarillo Verano Squash, 1 taza, rebanar (aproximado 175 g) | 18 kcal | grasa total 0.2 g | carbohidratos 3.79 g | fibra 1.2 g | proteina 1.37 g

Calabacines, 1 porción o 217 g | 33 kcal | grasa total 0.8 g | carbohidratos 5.8 g | fibra 2.2 g | proteina 2.5 g

Sustitutos de Keto para Alimentos con Alto Contenido de Carbohidratos

Reemplace el puré de papas con puré de coliflor. Compare los siguientes datos nutricionales.

Puré de Coliflor, 1 taza (228 g) | 204 kcal | grasa total 17 g | carbohidratos 9.8 g | fibra 4.6 g | proteina 6.5 g

Puré de Patatas, 1 taza (210 g) | 237 kcal | grasa total 8.8 g | carbohidratos 36 g | fibra 3.2 g | proteina 4.1 g

Sustituya el arroz blanco o integral con arroz coliflor. Compare los siguientes datos nutricionales.

Arroz de Coliflor, 1 taza (100 g) | 25 kcal | grasa total 0.3 g | carbohidratos 5 g | fibra 2 g | proteina 1.9 g

Arroz integral, ½ taza (98 g) | 109 kcal | grasa total 0.8 g | carbohidratos 23 g | fibra 1.8 g | proteina 2.3 g

Arroz blanco, ½ taza (54 g) | 190 kcal | grasa total 0 g | carbohidratos 43 g | fibra 0 g | proteina 4 g

Calabacín espiralizado para fideos de pasta. Compare los siguientes datos nutricionales.

Fideos de Calabacín (Espiralizado), 1 taza (118 g) | 20 kcal | grasa total 0.4 g | carbohidratos 3.7 g | fibra 1.2 g | proteina 1.4 g

Fideos de pasta, 1 taza (espaguetis no empaquetar) (124 g) | 196 kcal | grasa total 1.2 g | carbohidratos 38 g | fibra 2.2 g | proteina 7.2 g

Qué Alimentos Minimizar

La siguiente lista está alfabetizada para facilitar la lectura y la comodidad. Esta lista contiene el tamaño de la porción, calorías (kcal), grasa total, carbohidratos netos (carbohidratos totales menos fibra) y proteínas.

Tenga en cuenta que esta lista es para las personas que hacen dieta Keto que siguen la Dieta Cíclica Keto y la Dieta Ceto Dirigida o aquellos que necesitan más carbohidratos por porción. Estos artículos contienen más de 7 gramos de carbohidratos netos.

Si desea disfrutar de estos artículos pero no desea los carbohidratos, considere reducir el tamaño de la porción. Por ejemplo, coma 1/2 de una manzana en lugar de la manzana entera. Si está siguiendo la dieta estándar de Keto, puede comer estos alimentos ocasionalmente. No los coma a diario si está tratando de revertir la diabetes o alguna otra afección de salud que prospera con carbohidratos altos.

Recuerde que los carbohidratos de esta lista se consideran buenos carbohidratos, que es diferente a la lista de Qué Alimentos Evitar.

Los datos nutricionales se estiman y se proporcionan como una cortesía. Los datos nutricionales son generados por una API en línea que reconoce los nombres y cantidades de ingredientes y hace cálculos a partir del tamaño de la porción con algoritmos. Los resultados pueden variar.

Fuentes: nutritionix.com, carb manager app, o fatsecret.com.

Frutas

Manzana, 1 medio o diámetro de 3 pulgadas o 182 g | 95 kcal | grasa total 0.3 g | carbohidratos 25 g | fibra 4.4 g | proteina 0.5 g

Banano, 1 medio (7 a 7-⅞ pulgadas de largo o 118 g) | 105 kcal | grasa total 0.4 g | carbohidratos 27 g | fibra 3.1 g | proteina 1.3 g

Cita, 1 porción, pitted (7.1 g) | 20 kcal | grasa total 0 g | carbohidratos 5.3 g | fibra 0.6 g | proteina 0.2 g

Higo, 1 medio higo (2-¼ diámetro de la pulgada) (50 g) | 37 kcal | grasa total 0.1 g | carbohidratos 9.6 g | fibra 1.5 g | proteina 0.4 g

Toronja, ½ medio (123 g) | 52 kcal | grasa total 0.2 g | carbohidratos 13 g | fibra 2 g | proteina 0.9 g

Uva, 10 uvas (49 g) | 34 kcal | grasa total 0.1 g | carbohidratos 8.9 g | fibra 0.4 g | proteina 0.4 g

Guayaba, 1 taza, crudo (165 g) | 112 kcal | grasa total 1.6 g | carbohidratos 24 g | fibra 8.9 g | proteina 4.2 g

Fruta de Kiwi, 1 medio fruta, 2 diámetro de la pulgada (69 g) | 42 kcal | grasa total 0.4 g | carbohidratos 10 g | fibra 2.1 g | proteina 0.8 g

Mango, 1 fruta sin peeling y semillas, (336 g) | 202 kcal | grasa total 1.3 g | carbohidratos 50 g | fibra 5.4 g | proteina 2.8 g

Melon (Muskmelon/Cantaloupes), 1 medio (aproximado 5 diámetro de la pulgada) (552 g) | 188 kcal | grasa total 1 g | carbohidratos 45 g | fibra 5 g | proteina 4.6 g

Nectarina, 1 medio (2-3/4 diámetro de la pulgada) (156 g) | 69 kcal | grasa total 0.5 g | carbohidratos 16 g | fibra 2.7 g | proteina 1.7 g

Anaranjado, 1 pequeño (2-7/8 diámetro de la pulgada) (140 g) | 69 kcal | grasa total 0.2 g | carbohidratos 18 g | fibra 3.1 g | proteina 1.3 g

Papaya, 1 taza, 1 pulgada porción o 145 g | 62 kcal | grasa total 0.4 g | carbohidratos 16 g | fibra 2.5 g | proteina 0.7 g

Melocotón, 1 medio (2-3/4 diámetro de la pulgada) (175 g) | 68 kcal | grasa total 0.4 g | carbohidratos 17 g | fibra 2.6 g | proteina 1.6 g

Pera, 1 medio (178 g) | 101 kcal | grasa total 0.3 g | carbohidratos 27 g | fibra 5.5 g | proteina 0.6 g

Manzana de Pino, ½ taza, trozo (83 g) | 41 kcal | grasa total 0.1 g | carbohidratos 11 g | fibra 1.2 g | proteina 0.5 g

Ciruela, 1 fruta (2-⅛ diámetro de la pulgada) (66 g) | 30 kcal | grasa total 0.2 g | carbohidratos 7.5 g | fibra 0.9 g | proteina 0.5 g

Granada, 1 fruta (4 diámetro de la pulgada) (282 g) | 234 kcal | grasa total 3.3 g | carbohidratos 53 g | fibra 11 g | proteina 4.7 g

Mandarina, 1 medio (2-½ diámetro de la pulgada) (88 g) | 40 kcal | grasa total 0.3 g | carbohidratos 12 g | fibra 1.6 g | proteina 0.7 g

Frutos Secos y Semillas

(Si comes demasiadas nueces, te expulsará de la cetosis.)

Almendras, Crudo, 10 almendras son 70 kcal | grasa total 6.1 g | carbohidratos 2.4 g | fibra 0.1 g | proteina 2.6 g

Nueces de Brasil, Crudo, ¼ taza or 12 nuez (30 g) son 200 kcal | grasa total 20 g carbohidratos 4 g | fibra 2 g | proteina 4 g

Anacardos Crudos Enteros, ⅛ taza (15 g) son 90 kcal | grasa total 6.5 g | carbohidratos 4.5 g | fibra 0.5 g | proteina 3.5 g

Nueces de Macadamia, 1 onza o 10 a 12 nuez son 204 kcal | grasa total 21.48 g | net carbohidratos 3.92 g | fibra 2.4 g | proteina 2.24 g

Cacahuetes, Seco Asado, Sin Sal, 10 nuez son 60 kcal | grasa total 5 g | net carbohidratos 2.1 g | proteina 2.4 g

Cacahuetes, en Shell (shell no se come), 1 taza a rendimiento comestible | 305 kcal | grasa total 26.78 g | carbohidratos 7.78 g | fibra 4.8 g | proteina 14.3 g

Pacanas, Picado, ¼ taza (28 g) | 200 kcal | grasa total 20 g | carbohidratos 4 g | fibra 3 g | proteina 3 g

Pacanas, Mitades, ¼ taza (28 g) | 190 kcal | grasa total 20 g | carbohidratos 4 g | fibra 3 g | proteina 3 g

Pacanas, Crudo, ¼ taza (30 g) | 210 kcal | grasa total 21 g | carbohidratos 4 g | fibra 2 g | proteina 3 g

Tuercas de Pistacho, 1 onza o 49 núcleo son 158 kcal | grasa total 12.6 g | carbohidratos 7.93 g | fibra 2.9 g | proteina 5.84 g

Semillas de Calabaza, Crudo, ¼ taza (30 g) | 170 kcal | grasa total 15 g | carbohidratos 3 g | fibra 2 g | proteina 9 g

Semillas de Girasol, Crudo, ¼ taza (30 g) | 170 kcal | grasa total 15 g | carbohidratos 6 g | fibra 3 g | proteina 7 g

Semillas de Girasol, en Shell, 1 paquete (95 g) | 180 kcal | grasa total 15 g | carbohidratos 4 g | fibra 3 g | proteina 6 g

Nueces (Walnuts), Orgánica, ¼ taza (28 g) | 180 kcal | grasa total 17 g | carbohidratos 5 g | fibra 1 g | proteina 4 g

Verduras

Pimiento, Naranja, 1 medio (114 g) | 32 kcal | grasa total 0.2 g | carbohidratos 7.6 g | fibra 1.4 g | proteina 1 g

Pimiento, Amarillo, 1 grande (186 g) | 50 kcal | grasa total 0.4 g | carbohidratos 12 g | fibra 1.7 g | proteina 1.9 g

Cebolla, Rojo, 1 medio (94 g) | 41 kcal | grasa total 0.2 g | carbohidratos 9.5 g | fibra 1.3 g | proteina 1.3 g

Guisante, 1 taza (160 g) | 134 kcal | grasa total 0.3 g | carbohidratos 25 g | fibra 8.8 g | proteina 2.3 g

Qué Alimentos Evitar

Como se mencionó anteriormente, las siguientes listas proporcionan una referencia de los alimentos a evitar. Si usted come alguno de estos alimentos, no los coma diariamente o regularmente.

Los datos nutricionales se estiman y se proporcionan como una cortesía. Los datos nutricionales son generados por una API en línea que reconoce los nombres y cantidades de ingredientes y hace cálculos a partir del tamaño de la porción con algoritmos. Los resultados pueden variar.

Fuentes: nutritionix.com, carb manager app, o fatsecret.com.

Edulcorantes Artificiales

Evite los edulcorantes artificiales como sacarina, sucralosa (Splenda), aspartamo. Estos edulcorantes no solo son malos para el cuerpo, sino que también te hacen anhelar otros azúcares simples (Betsch, 2015).

Desafortunadamente, encuentras estos edulcorantes artificiales, Sacarina o aspartamo, en soda dietética. Antes, comenzando Keto, era un fanático de la dieta. Consumí, en promedio, un refresco dietético de 2 litros por día. Entonces pensé que haría un movimiento inteligente y bebería agua con gas en lugar de refrescos. ¿ Adivina qué? El agua con gas contiene sucralosa. Por lo tanto, cambié mi manzana por una naranja, por así decirlo. Después de descubrir eso, cambié a agua filtrada, y si necesitaba sabor, agregué un limón fresco o una lima. Me siento mejor por este cambio.

Sin embargo, te diré que este fue un cambio difícil para mí porque me encantó ... amé ... amé ... mi refresco de dieta y mi agua con gas.

Ahora, ya no tengo esos antojos de alimentos salvajes por carbohidratos altos como lo hice una vez. Nunca supe que estos edulcorantes agregados estaban trabajando detrás de escena para sabotear mi estrategia de pérdida de peso. Si eres como yo, esta noticia viene como una sorpresa reveladora.

Legumbres

Frijoles, 1 taza (254 g) | 239 kcal | grasa total 0.9 g | carbohidratos 54 g | fibra 10 g | proteina 12 g

Garbanzo, 1 taza (164 g) | 269 kcal | grasa total 4.2 g | carbohidratos 45 g | fibra 12 g | proteina 15 g

Lentejas, 1 taza (198 g) | 230 kcal | grasa total 0.8 g | carbohidratos 40 g | fibra 16 g | proteina 18 g

Productos Lácteos

Leche, 1 taza (245 g) | 125 kcal | grasa total 4.7 g | carbohidratos 12 g | fibra 0 g | proteina 8.5 g

Alimentos Procesados

Caramelo, (Hershey Barra de Chocolate), 1 barra o 43 g | 220 kcal | grasa total 13 g | carbohidratos 26 g | fibra 1 g | proteina 3 g

Harina de Maíz, 1 taza o 122 g | 442 kcal | grasa total 4.4 g | carbohidratos 94 g | fibra 8.9 g | proteina 9.9 g

Harina, 1 taza o 125 g | 455 kcal | grasa total 1.2 g | carbohidratos 95 g | fibra 3.4 g | proteina 13 g

Alimentos Preenvasados o Preparados

Soda, Regular, 1 puede o botella (12 fluido onzas) (370 g) | 155 kcal | grasa total 0.9 g | carbohidratos 38 g | fibra 0 g | proteina 0 g

Dieta de Soda, 1 puede o botella (12 fluido onzas) (355 g) | 7.1 kcal | grasa total 0.1 g | carbohidratos 1 g | fibra 0 g | proteina 0.4 g (contiene sucralosa)

Azucarera, 1 cucharada o 12.6 g | 48 kcal | grasa total 0 g | carbohidratos 12.6 g | fibra 0 g | proteina 0 g

Verduras con Almidón

Trigo, 1 oído medio o 103 g | 99 kcal | grasa total 1.5 g | carbohidratos 22 g | fibra 2.5 g | proteina 3.5 g

Patata, 1 medio o 173 g | 161 kcal | grasa total 0.2 g | carbohidratos 37 g | fibra 3.8 g | proteina 4.3 g

Batata, 1 medio (2 diámetro de la pulgada, 5 pulgadas de largo) (114 g) | 103 kcal | grasa total 0.2 g | carbohidratos 24 g | fibra 3.8 g | proteina 2.3 g

Ñame, 1 taza, cubo (136 g) | 158 kcal | grasa total 0.2 g | carbohidratos 37 g | fibra 5.3 g | proteina 2 g

Alimentos de Grano Entero

Amaranto, 1 taza o 246 g | 251 kcal | grasa total 3.9 g | carbohidratos 46 g | fibra 5.2 g | proteina 9.3 g

Cebada, 1 taza o 157 g | 193 kcal | grasa total 0.7 g | carbohidratos 44 g | fibra 6 g | proteina 3.5 g

Pan de Trigo, 1 rebanada o 29 g | 77 kcal | grasa total 0.9 g | carbohidratos 14 g | fibra 1.2 g | proteina 3.1 g

Pan Blanco, 1 rebanada o 29 g | 77 kcal | grasa total 1 g | carbohidratos 14 g | fibra 0.8 g | proteina 2.6 g

Cereales para el Desayuno, (Cheerios), 1 taza o 28 g | 105 kcal | grasa total 1.9 g | carbohidratos 21 g | fibra 2.6 g | proteina 3.4 g

Cereales para el Desayuno, (Frosted Flakes), 1 taza o 42 g | 155 kcal | grasa total 0.7 g | carbohidratos 37 g | fibra 0.9 g | proteina 1.7 g

Avena, 1 taza o 234 g | 166 kcal | grasa total 3.6 g | carbohidratos 28 g | fibra 4 g | proteina 5.9 g

Fideos de Pasta, 1 taza (espaguetis no embalado) (124 g) | 196 kcal | grasa total 1.2 g | carbohidratos 38 g | fibra 2.2 g | proteina 7.2 g

Quinua, ½ taza o 93 g | 111 kcal | grasa total 1.8 g | carbohidratos 20 g | fibra 2.6 g | proteina 4.1 g

Arroz Integral, ½ taza o 98 g | 109 kcal | grasa total 0.8 g | carbohidratos 23 g | fibra 1.8 g | proteina 2.3 g

Arroz Blanco, ½ taza o 54 g | 190 kcal | grasa total 0 g | carbohidratos 43 g | fibra 0 g | proteina 4 g

Qué Alimentos Comprar

Almacene los siguientes alimentos en su despensa. Iniciar o construir un suministro de artículos para sus recetas ceto. Además, artículos de stock de qué alimentos comer. Tenga en cuenta la fecha de caducidad o si el artículo es perecedero como algunas verduras o frutas para minimizar el desperdicio. Asegúrese de leer la etiqueta de nutrición para evitar ingredientes innecesarios y azúcares añadidos o edulcorantes artificiales.

Los datos nutricionales se estiman y se proporcionan como una cortesía. Los datos nutricionales son generados por una API en línea que reconoce los nombres y cantidades de ingredientes y hace cálculos a partir del tamaño de la porción con algoritmos. Los resultados pueden variar.

Fuentes: nutritionix.com, carb manager app, o fatsecret.com.

Condimento

La Mayonesa es una buena fuente de la buena grasa: el tamaño de la porción es de 2 cucharadas.

Mostaza: la mayoría de las mostazas tienen cero carbohidratos.

Salsa picante: algunas salsas picantes son de cero a un carbohidratos por cucharada. Uso la salsa Siracha para darle a mis platos suficiente fuego y patear.

Aderezo para ensaladas: encuentre un aderezo para ensaladas con toda la grasa que no esté endulzado con azúcar o edulcorantes artificiales con poco o ningún carbohidrato. El aderezo ligero para ensaladas elimina la grasa y la reemplaza con azúcar. No compre luz.

Recuerde, la grasa completa contiene la buena grasa. Es mejor para la cetosis nutricional o óptima.

Harina y Espesantes

Estas harinas son altas en fibra, alternativa baja en carbohidratos a la harina de uso múltiple. Estas harinas se hornean bien en el horno para galletas Keto o freír para panqueques o waffles Keto. Estas harinas también espesan sopas, salsas y guisos.

Harina de Almendra: Tiene un gran sabor a nuez.

Comida de Almendras: ideal para usar en lugar de migas de pan o recubrimiento de pan al freír.

Harina de coco: uso esta harina para espesar el aceite de coco y la mantequilla de coco y uso esta harina con la harina de almendras cuando horneo

Goma de guar: ideal para espesar sopas, salsas o guisos.

Goma Xanthum: ideal para espesar sopas, salsas o guisos.

Ghee

Ghee o mantequilla clarificada incorpora un nuttiness rico no encontrado en mantequilla diaria. Utilizar para freír verduras o carnes. Si se está quedando bajo en su ingesta diaria de grasa, puede comer una cucharada de Ghee, que contiene menos calorías que el aceite de oliva o de coco.

Mantequillas de Tuerca

Estas mantequillas son la base para la mayoría de las bombas de grasa, batidos, y como una inmersión para las verduras. Estas mantequillas también son una buena fuente de grasas buenas. Encuentre estas mantequillas con poco o nada de azúcar y menos carbohidratos.

- Mantequilla De Almendra (Sin Azúcar)
- Mantequilla de maní (Sin Azúcar)
- Mantequilla de nuez (Sin Azúcar)

Frutos secos y semillas

Estas nueces y semillas son una buena fuente de grasas buenas. Coma con moderación para minimizar la ingesta de calorías.

- Almendra
- Nueces de Macadamia
- Pacanas
- Semillas de Calabaza
- Semillas de Girasol

Aceite

Aceite MCT: derivado de los aceites de coco y palma. Estos ácidos grasos saturados son utilizados y quemados por su cuerpo en lugar de ser almacenados. El aceite MCT ayuda a mantener su cuerpo funcionando como una máquina para quemar grasa.

Aceite de Coco: Ideal para freír, agregar al café o mezclar en un batido. Puede ser una loción e hidratante para la piel seca. Muchas de las recetas requieren aceite de coco sólido. Tiene un sabor ligeramente dulce.

Mantequilla de Coco: Genial con muchas recetas. También sabe ligeramente dulce.

Aceites de Cocina: El aceite de aguacate, el aceite de semilla de girasol y el aceite de semilla de uva tienen altos puntos de humo. Ideal para saltear, asar y freír. Estos aceites también tienen un sabor neutro para ser utilizado en la cocción.

Aceites no Cocinar: El aceite de linaza, el aceite de pistacho y el aceite de nuez no son aceites de cocina porque se descomponen y se queman rápidamente. Estos aceites son ideales para rociar sobre ensaladas, agregar a sopas o salsas de aguacate.

Olivas

Las aceitunas verdes y negras son abundantes en grasas saludables para el corazón. Agregue de 3 a 6 aceitunas a las comidas o refrigerios para aumentar su buena ingesta de grasas.

Sal y especias

La sal puede aliviar los síntomas de la gripe Keto. Las especias son buenas. Revise la etiqueta de los ingredientes para asegurarse de que no haya sorpresas ocultas, como aditivos o rellenos. La dieta Keto es en realidad una dieta baja en sal.

Edulcorantes

Stevia está hecho de una planta sudamericana llamada stevia. Las hojas son 200 a 400 veces más dulces que el azúcar de mesa regular. El cuerpo no absorbe este edulcorante, por lo tanto, pasa a través del cuerpo sin afectar el azúcar en la sangre.

Swerve está hecho de tres ingredientes: eritritol, oligosacáridos y sabor natural. El eritritol se elabora fermentando glucosa con un microorganismo en tanques de cervecería, similar a la forma en que se elabora la cerveza y el vino. Los sabores naturales se agregan para replicar el sabor del azúcar de mesa. El cuerpo tampoco absorbe este edulcorante y pasa a través del cuerpo sin afectar el azúcar en la sangre.

Suplementos de Keto

Un efecto secundario de las dietas Keto es la deshidratación o el agotamiento de electrolitos y / o minerales. Es importante beber mucha agua, y los siguientes suplementos pueden ayudarlo a retener o reponer electrolitos y / o minerales. Sin embargo, cada suplemento contiene sus propias ventajas y desventajas.

Le proporciono mi propia experiencia con cada uno de estos suplementos para ayudarlo a decidir si estos suplementos son adecuados para usted. En el momento de escribir esto, el Beta-Hydroxybutyrate (BHB) y el aceite de los triglicéridos de cadena media (MCT) son populares entre las personas que hacen dieta de Keto. Examino estos suplementos y otros para darle un escenario completo. Resumí los siguientes suplementos de los hallazgos de mi investigación del blog de los Drs. Phinney y Volek (2018).

Beta-Hydroxybutyrate (BHB)

El cuerpo produce cetonas BHB, naturalmente, cuando estás en cetosis, de la grasa en el hígado para obtener energía cuando la glucosa ya no está disponible. Estas cetonas se convierten en la principal fuente de energía del cuerpo. A veces el cuerpo necesita un impulso de BHB de fuentes externas o externas, y ahí es donde este suplemento ayuda: el suplemento de BHB es un suplemento de cetona exógena.

Ventajas

- Alcance la cetosis más rápido

- Alivia los síntomas de la gripe Keto

- Reduce el hambre y elimina los antojos

- Mejora los niveles de energía y el rendimiento mental

- Aumenta el rendimiento físico y la energía más duradera

- Inicia el proceso de quema de grasa que hace que el cuerpo sea una máquina de quema de grasa

- Disminuye el estrés y la fatiga

Desventajas

- Beneficios de corta duración

- Las cetonas consumidas se convierten en residuos si el cuerpo no las necesita

- Agrega calorías adicionales a la dieta

- Sabor desagradable en algunos de los sabores disponibles

- Apaga el proceso de quema de grasa si el suplemento se toma diariamente durante un período prolongado

- Puede tener un precio excesivo que hace que este suplemento sea una opción antieconómica

- Puede causar diarrea o estreñimiento

El suplemento BHB es para el principiante inteligente que quiere lograr la cetosis más rápido o aliviar los síntomas de la gripe Keto o para el atleta o el culturista que necesita una mejor energía y resistencia física. Si toma este suplemento durante un período prolongado, puede retrasar o detener su progreso de pérdida de peso. Asegúrese de que el suplemento BHB contenga igual a menos de 2 carbohidratos netos por porción.

Electrolito

Los electrolitos son productos químicos que conducen electricidad cuando se mezclan con agua. La siguiente lista muestra qué electrolitos son eliminados por el cuerpo y deben ser reemplazados para que el cuerpo funcione correctamente:

- Calcio

- Cloruro

- Magnesio

- Fósforo

- Potasio

- Sodio

Ventajas

- Mejora el rendimiento del ejercicio

- Repone el agua

- Ayuda a recuperar energía

- Se rehidrata durante la enfermedad

- Previene el golpe de calor

- Regula la función nerviosa y muscular

- Equilibra la acidez y la presión de la sangre

- Reconstruye tejido dañado

Desventajas

Las siguientes desventajas son los resultados del aumento o disminución de los niveles de electrolitos (potasio, magnesio, sodio o calcio) en la sangre que causan:

- Convulsiones

- Mareos o confusión

- Latido cardíaco rápido o irregular

- Hipertensión

- Irritabilidad

- Espasmos musculares

- Inquietud

- Hinchazón de los pies o la parte inferior de las piernas

- Trastornos óseos

Keto Bebida

Varias compañías ofrecen una bebida Keto como reemplazo de comida. Bebo el Keto Function Keto + Shake Dutch Chocolate como un reemplazo de comida para el desayuno y, a veces, la cena. Mezclo el suplemento en polvo con 1 taza de leche de almendras y 1 taza de agua. Sabe casi como la leche de chocolate que bebí cuando era niño. Este suplemento contiene cafeína, que ayuda a su cuerpo a permanecer en la cetosis. Si usted es sensible a la cafeína, puede que no sea para usted.

Ventajas

- Reduce el hambre y elimina los antojos

- Mejora los niveles de energía y el estado de alerta mental

- Ayuda al cuerpo a permanecer en la cetosis; sin embargo, aún puede echarse de la cetosis si consume demasiados carbohidratos altos o alimentos o bebidas azucarados

- Contiene algunos de los electrolitos y minerales necesarios

- Sabe bien dependiendo de la marca y el flavour

Desventajas

- Puede causar diarrea o estreñimiento si es sensible a los ingredientes. Compruebe los ingredientes para asegurarse de que le ayuda a mantenerse en su régimen de dieta

- Puede tener un precio excesivo que hace que este suplemento sea una opción antieconómica. Prueba con cacao oscuro

L-Teanina

La L-teanina es una enzima que se encuentra en el té negro o verde. Es seguro consumir si no se exagerar.

Ventajas

- Mejora el enfoque del metal

- Ayuda con la relajación y el sueño

- Aumenta el rendimiento mental

- Mejora la pérdida de peso

- Impulsa el sistema inmunológico

- Reduce la presión arterial

- Apoya el rendimiento de ciertos medicamentos contra el cáncer

Desventajas

- Puede causar malestar estomacal si se consume demasiado

- Puede causar irritabilidad de la cafeína si es sensible

Magnesio

El magnesio es un mineral y electrolito abundante en el cuerpo. Los alimentos que contienen magnesio son nueces y espinacas. El cuerpo descarta el exceso de magnesio a través de la transpiración, la deshidratación y el desperdicio, y algunos medicamentos eliminan el cuerpo del magnesio como un efecto secundario. La dosis recomendada es de 350 mg al día. Cualquier persona con un trastorno renal no debe tomar magnesio con consultar a su médico personal o proveedor de atención médica.

El cuerpo absorbe varios tipos de suplementos de magnesio:

- Aspartate

- Cloruro

- Citrato

- Glicinato

- Lactato

Ventajas

- Aumento de la energía

- Mejor dormir

- Dolores musculares reducidos

- Mejor de la salud del corazón

- Migrañas controladas

- Mejora de la digestión y los músculos en el tracto digestivo, incluida la pared intestinal

- Neutraliza el ácido del estómago

- Avanza las heces a través de los intestinos

- Ayuda al corazón a mantener un ritmo saludable

- Regula la presión arterial y la producción de colesterol

- Reduce la enfermedad cardiovascular

- Ayuda con el metabolismo de los alimentos

- Ayuda al cuerpo con la transmisión de señales nerviosas

- Equilibra fluidos

- Mantiene la salud ósea y muscular

Desventajas

Las siguientes desventajas son de tomar un suplemento de magnesio en dosis altas puede causar:

- Diarrea (si se consume demasiado)

- Problemas renales

- Presión arterial baja

- Retención de orina

- Náuseas y vómitos

- Depresión y letargo

- Respiración lenta

- Pérdida del control del sistema nervioso central

- Paro cardíaco o latido cardíaco irregular

- Coma o muerte

Triglicérido de Cadena Media (MCT) Aceite

El suplemento de aceite MCT es un tipo de ácido graso que se encuentra en el aceite de coco. Naturalmente, el hígado metaboliza estas grasas transformándolas en una fuente de combustible. Todos en las dietas de Keto deben tomar este suplemento.

Ventajas

- Contiene magnesio, electrolitos y fibra

- Aumenta el metabolismo

- Reduce los antojos de comida y el hambre

- Ayuda a personas que hacen dieta a lograr una buena proporción de grasa

- Aumenta la efectividad de la dieta Keto

- Ayuda a aliviar la gripe Keto

Desventajas

- Puede causar calambres o dolores estomacales

- Puede causar estreñimiento o diarrea

- Puede no disolverse completamente

El suplemento de aceite MCT es para el principiante inteligente o el profesional experimentado que quiere aumentar sus electrolitos, magnesio, fibra y buenas proporciones de grasa. A pesar de que este suplemento puede contener algunas desventajas como malestar estomacal, diarrea o estreñimiento, ayuda a la persona que hace dieta a detener los antojos de hambre y permanecer lleno por más tiempo.

El suplemento MCT Oil está disponible en polvo y formas líquidas. Asegúrese de que el suplemento de aceite MCT contiene igual a menos de 2 carbohidratos netos por porción.

Minerales

Si toma una vitamina múltiple que contiene minerales como calcio, cobre, yodo, hierro, magnesio, manganeso, molibdeno, níquel, ácido pantoténico, fósforo, potasio, selenio, cloruro de sodio y zinc, ya está recibiendo su requerimiento diario. Asegúrese de seguir la dosis recomendada que aparece en el envase.

Ventajas

- Construir dientes y huesos fuertes

- Controle los fluidos corporales en las células

- Convierte los alimentos en energía

- Transmite impulsos nerviosos

Desventajas (si se toma en sobredosis)

- Náuseas

- Diarrea

- Calambres en el Estómago

- Pérdida de Cabello

- Malestar Gastrointestinal

- Fatiga

- Daño leve a los Nervios

Multi-Vitamina

Varias buenas multi-vitaminas están disponibles proporcionando el requerimiento diario de vitamina A, B1 (tiamina), B2 (riboflavina), B3 (niacina), B6 (piridoxina), B9 (ácido fólico), B12, C, D, E, K, minerales, y así sucesivamente. Asegúrese de seguir la dosis recomendada.

Ventajas

- Menor riesgo de enfermedad cardíaca

- Reducir el riesgo de cáncer

- Mejora el estado de ánimo y la cognición

- Promueve la piel sana (vitamina C y D)

- Impulsar el sistema inmunológico

Desventajas

- Puede interactuar con medicamentos recetados

- Puede llegar a ser tóxico en altas dosis

Ácidos grasos Omega-3

Los ácidos grasos Omega-3 se encuentran en los suplementos de aceite de pescado. Muchos beneficios para la salud están asociados con los ácidos grasos Omega-3. Asegúrese de seguir la dosis recomendada.

Ventajas

- Combate la depresión y la ansiedad

- Mejora la salud de los ojos

- Promueve la salud del cerebro durante el embarazo y la vida temprana

- Reduce el riesgo de enfermedad cardíaca

- Reduce los síntomas del síndrome metabólico

- Aumenta la circulación sanguínea

Desventajas

- Aumenta el azúcar en la sangre

- Reduce la coagulación

- Puede causar diarrea

- Puede causar reflujo ácido

- Aumenta la probabilidad de accidente cerebrovascular

- Aumenta la probabilidad de toxicidad por vitamina A

- Puede causar insomnio

Probiótico

Los probióticos son microbios vivos ingeridos a través de suplementos alimenticios. Asegúrese de seguir la dosis recomendada.

Ventajas

- Promueve buenas bacterias en el sistema digestivo

- Prevenir y tratar la diarrea

- Mejorar las condiciones de salud mental

- Promueve la salud del corazón

- Reduce la gravedad de ciertas alergias y eczema

- Reduce la gravedad de la enfermedad inflamatoria intestinal

- Impulsar el sistema inmunológico

- Promueve la pérdida de peso y la pérdida de grasa del vientre

Desventajas

- Aumento de gases e hinchazón

- Puede causar estreñimiento

- Aumentar la probabilidad de deshidratación

- Puede causar dolores de cabeza

- Puede causar alergias al azúcar de la leche o la lactosa

- Puede causar sensibilidad a la infección

Cúrcuma

La cúrcuma es un suplemento antioxidante derivado de plantas, ideal para reducir la inflamación. Asegúrese de seguir la dosis recomendada.

Ventajas

- Puede prevenir la enfermedad cardíaca, el Alzheimer y el cáncer

- Reduce la inflamación

- Reduce los síntomas de la depresión y la artritis

Desventajas

- Puede causar malestar estomacal, náuseas y diarrea

- Puede causar mareos

- Puede causar un ritmo cardíaco anormal (si se toma a dosis altas)

Vinagre de Sidra de Manzana

El vinagre de sidra de manzana no es un suplemento de Keto, per se. Lo incluí en mi régimen de Keto debido a sus propiedades naturales de curación y remedio. Proporciono el siguiente resumen del artículo, "6 Beneficios para la salud del vinagre de sidra de manzana, respaldado por la ciencia" (Gunnars, n.d.). También proporciono mi experiencia con el consumo de vinagre de sidra de manzana durante los últimos seis meses.

El proceso de destilación coloca las manzanas en vinagre durante un cierto período, y las manzanas fermentan de forma similar al proceso de fermentación del whisky. Con el vinagre de sidra de manzana, el subproducto del proceso de fermentación es el ácido acético. Este ácido es lo que le da al vinagre de sidra de manzana sus propiedades curativas o mágicas. Sin embargo, no todos los vinagres de sidra de manzana son iguales.

Debes comprar el vinagre de sidra de manzana orgánico con Madre.

En apariencia, el vinagre parece que tiene algún tipo de sustancia marrón, similar a la suciedad en el líquido. Sin embargo, esta sustancia es lo que hace que el vinagre funcione.

Para obtener mejores resultados, tome de 1 a 2 cucharadas diluidas en 16.9 onzas líquidas (500 ml) de agua o té antes de acostarse.

Tomo esta dosis todas las noches desde que comencé mi régimen de Keto. Funciona para mí, y estoy seguro de que funcionará para usted también. El sabor toma un poco de tiempo para acostumbrarse, pero los beneficios son increíbles. Si parece un poco fuerte al gusto, agrego un par de gotas de jugo de limón o lima.

Recomiendo el vinagre de sidra de manzana para aquellos con diabetes tipo 2. Sin embargo, no recomiendo el vinagre de sidra de manzana para aquellos con diabetes tipo 1.

Ventajas

- Mata muchos tipos de bacterias dañinas

- Disminuye los niveles de azúcar en la sangre para aquellos que tienen diabetes tipo 2

- Combate la diabetes

- Te ayuda a perder peso

- Reduce la grasa del vientre

- Reduce el colesterol

- Mejora la salud del corazón

- Combate la obesidad

- Trata la caspa, el dolor de garganta y las venas varicosas

Desventajas

- Daña los dientes o la garganta si toma más de la dosis recomendada

- Causa malestar estomacal

- Reduce los niveles de potasio porque funciona como diurético

- Disminuye la tasa de alimentos y líquidos que salen del estómago y los intestinos en la diabetes tipo 1

- Retrasa la digestión, lo que hace más difícil controlar el nivel de azúcar en la sangre en la diabetes tipo 1

- Puede causar que algunos medicamentos no funcionen. Consulte a su médico si está tomando un medicamento que puede ser incompatible con el vinagre de sidra de manzana

PASO 3
DESARROLLAR UNA ESTRATEGIA DE PÉRDIDA DE PESO

Cómo Funciona la Pérdida de Peso

    Calorías

Establecimiento de Metas

    Gol de Específico

    Gol de Medible

    Gol de Alcanzable

    Gol de Realista

    Gol de Tangible

    Gol de Número Pequeño

    Gol de Gran Número

    Tomando sus Medidas del Cuerpo

Seguimiento para el Éxito

    Seguimiento de Carbohidratos, Grasas, Proteínas y Fibra

    Seguimiento de Calorías

    Seguimiento de Peso

Desarrollar un Plan de Comidas

Desarrollar un Plan de Ejercicios

Cómo Funciona la Pérdida de Peso

En un momento de mi vida, busqué la ayuda de nutricionistas, para preparar un plan de dieta para mí. Un nutricionista me dijo que tienes que hacer que los tres grupos de alimentos trabajen en concierto entre sí y uno contra el otro para que la pérdida de peso sea efectiva. En ese momento, pensé qué tipo de doble charla es esa? Sin embargo, ahora estoy de acuerdo en parte con su declaración. Los grupos de alimentos deben trabajar unos con otros y contra otros. Por ejemplo, si prepara vegetales, cocine o cocine al vapor un vegetal y coma el otro vegetal crudo sin cocinar. Suena loco, pero funciona.

A pesar de que aprendió cómo funcionan los grupos de alimentos en el paso 2, debe saber que no existe una fórmula mágica para hacer dieta. Al igual que con cualquier dieta, aún puede ganar peso con una dieta Keto si come en exceso. Para que la pérdida de peso funcione, debe ser consciente de cuántas calorías y carbohidratos consume, y necesita saber cuál es la cantidad máxima de calorías que necesita para perder peso. Para mí, al principio si consumía menos de 800 calorías por día, bajé de dos a cinco libras por semana y perdí 30 libras en 2 meses con la dieta Keto. Sé que parte de este peso fue la retención de agua. Sin embargo, mi cuerpo no almacenó 30 libras de agua.

Para estar completamente seguro con la pérdida de peso, la cantidad promedio de peso que cualquier persona debe perder es de aproximadamente 2 libras por semana.

Tenga en cuenta que los hombres pierden peso más rápido que las mujeres. Sé que mis lectores femeninas pueden estar maldiciendo o disparando rayos a mí, pero las señoras no es mi regla.

Las calorías son un factor clave para perder peso al principio. Después de estar en la dieta durante un mes o dos, instintivamente sabrá cuántas calorías y carbohidratos está consumiendo y contarlos se vuelve menos importante.

Usted pregunta, ¿qué son las calorías y por qué debería contarlas?

Calorías

Una definición de calorías en el diccionario menciona que es "una unidad de calor igual a la cantidad de calor necesaria para elevar la temperatura de un gramo de agua en un grado Celsius o 1.8 grados Fahrenheit" (Definición de CALORIE, 2020). Esta unidad mide la energía liberada por los alimentos a medida que es digerida por el cuerpo humano llamado calorías (también conocido como kilocaloría (kCal)).

Debido a Internet hoy en día, muchos contadores de calorías están disponibles. Algunos contadores son gratuitos y otros no. Describo estas aplicaciones de contador más en Tracking for Success.

Los científicos de alimentos utilizan un contador especial que les exige quemar el alimento en un crujiente para determinar el número de calorías que libera el artículo (Clarke, 2019; Jennings, 2020).

No tienes que quemar tu cena para contar calorías. Sin embargo, le animo a realizar un seguimiento de los carbohidratos, calorías y peso para tener éxito en su viaje de pérdida de peso Keto.

Los principiantes inteligentes que rastrean calorías y carbohidratos son tres veces más exitosos que aquellos que no lo hacen (Sifferlin, 2017). Por lo tanto, el seguimiento de su consumo de calorías y carbohidratos es el tercer paso para su éxito de pérdida de peso.

Establecimiento de Metas

Establecer metas de pérdida de peso puede ser intimidante. Resumí y racionalicé la información en esta sección de artículos de investigación y de mi propia experiencia con el establecimiento de objetivos de pérdida de peso (Herr, 2017; Migala, 2019).

Hace unos años, sobre 15…para dar un año o dos, mi esposa y yo participamos en nuestro primer programa de pérdida de peso. Nos preguntaron qué peso queríamos como nuestro objetivo final.

En ese momento, no tenía ni idea, y elegí un número de la nada. Ese fue mi primer error.

Incluso si se desconoce el objetivo de peso final, no solo tome un número. Ese número es lo que yo llamo el gran número de objetivo. Está bien si no sabes lo que es en este momento. Con el establecimiento de objetivos, tiene dos objetivos: un gran número de objetivos y un pequeño número de objetivos. El pequeño número de goles es más importante porque marca la diferencia entre el éxito y el fracaso. Explico el pequeño número de objetivo más en las siguientes subsecciones.

Para tener éxito, el pequeño número debe ser específico, medible, alcanzable, realista y tangible para trabajar en su estrategia de pérdida de peso. Antes de ver las definiciones de objetivos y los detalles específicos, establezca un punto de partida.

La parte más importante de establecer un objetivo es conocer su punto de partida.

Al final de este capítulo, consulte la sección sobre cómo tomar sus medidas corporales. También pise la báscula y registre su peso inicial. **Estos números son muy importantes.**

Gol de Específico

Para establecer un objetivo específico, los principiantes inteligentes evalúan su condición de peso actual. ¿Cuál es su peso actual? ¿Cuál te gustaría que fuera tu peso?

Primero, evalúa dónde estás empezando.

Un objetivo específico es perder 10 libras. Al responder a esta pregunta con un número específico, los principiantes inteligentes alcanzan su pequeño objetivo numérico.

Digamos que los principiantes inteligentes deciden perder 10 libras. Analicemos este objetivo más a fondo.

Gol de Medible

Los principiantes inteligentes deciden que su pequeño objetivo numérico es perder 10 libras. ¿Es este número medible? Sí. El hombre promedio pierde alrededor de 2 libras por semana, y la mujer promedio pierde alrededor de 1.5 libras por semana. Su progreso real puede ser mejor o peor que el promedio. Una vez más, no hago las reglas. Esos hechos, sin embargo, a veces son ciertos.

A medida que pierde peso, puede calcular los resultados contra el objetivo. Por lo tanto, este objetivo es medible.

Gol de Alcanzable

¿Es alcanzable perder 10 libras? Sí. Después de que los principiantes inteligentes entren en su rutina, ven que el peso está bajando y su actitud hacia la dieta se vuelve más feliz. Usted también esperará pisar la balanza cada mañana o dos veces por semana, dependiendo de cómo desee realizar un seguimiento de su progreso. Después de cumplir con este objetivo, se ve que era muy alcanzable.

Al mantener el pequeño número pequeño y alcanzable, verá cada vez que restablezca su objetivo que usted será capaz de noquear a cada nivel. Después de tres a seis semanas, nota que el objetivo de gran número está enfocándose como un objetivo alcanzable.

Gol de Realista

¿Es realista perder 10 libras? Pregúntese, ¿este objetivo es demasiado grande o demasiado pequeño? Si su pequeño número de objetivo es demasiado grande, dejará de intentarlo porque se convierte en un gran número que se cierne allí en ninguna parte de la tierra. No quieres que tu número termine siendo una fantasía o un albatros. Desea que su número sea realista, y para hacer eso, debe mantener el número lo suficientemente pequeño como para ser alcanzado en una semana o en unas pocas semanas. No tenga miedo de elegir un número más pequeño como 5 libras ... o incluso 2 o 3 libras.

Un gol debe tener una restricción de tiempo. Si los principiantes inteligentes establecen un objetivo sin una restricción de tiempo, pueden aburrirse porque el objetivo final no es visible. Ese fue el segundo error que cometí cuando mi esposa y yo fuimos al programa de pérdida de peso de renombre.

Mi esposa y yo nos aburrimos con el programa. Hicimos buenos progresos, pero renunciamos porque no vimos ningún fin a la vista. De hecho, cometimos ese error varias veces con otros programas de pérdida de peso de nombre famoso porque el objetivo final no era visible, o perdimos el foco de él.

Establezca su pequeño número de objetivo en X libras perdidas en Y número de días.

Si los principiantes inteligentes establecen el número demasiado pequeño, pueden aburrirse y rendirse porque el proceso no ofrece ningún desafío.

Cuando empecé Keto, mi objetivo número pequeño se convirtió en 10 libras por nivel. Llamo a cada objetivo un nivel para un marco de referencia.

Gol de Tangible

La definición de tangible es "sentir." Entonces, usted debe ser capaz de sentir su objetivo. Usted debe ser capaz de ver su progreso que está haciendo. El siguiente recuento de mi experiencia encaja en la sección Meta realista y Meta tangible. Estoy seguro de que obtendrá la sensación de mi fijación de objetivos de este recuerdo.

En Agosto 15, 2019, mi peso inicial estaba en 254 libras y el primer número que quería alcanzar era 250. Llegué a ese número en aproximadamente 4 días. Mi siguiente pequeño objetivo número era 10 libras haciendo que mi peso 240 libras. Llegué a ese número en aproximadamente 2 a 3 semanas. El siguiente objetivo era otro 10 libras haciendo que mi peso 230 libras y así sucesivamente. Como ves, logré estos objetivos porque eran realistas y manejables. El 15 de noviembre de 2019, pesé 219 libras antes de ver a mi médico. Mi médico estaba extasiado. Había perdido 35 libras en tres meses. Estoy a mitad de camino a mi gran objetivo número.

Gol de Número Pequeño

Ahora, usted debe tener su pequeño objetivo numérico en mente. Debe ser específico, medible, realista y tangible.

¿Es el número demasiado grande o demasiado pequeño? De cualquier manera, tiene las claves de su éxito. No te preocupes si no tienes un número en mente. Después de leer el capítulo, Primeros pasos, tendrá algún objetivo en mente entonces.

Gol de Gran Número

Para ayudar a los principiantes inteligentes a encontrar su gran objetivo numérico, responden a esta pregunta: **¿Por qué necesita perder peso?** Esta pregunta de "por qué" es importante y responderla lo ayudará a alcanzar su gran objetivo numérico. Escribe tu respuesta. Algunos principiantes inteligentes mantienen diarios, o lo escriben en un pedazo de papel y lo colocan en un lugar seguro.

Como se mencionó anteriormente, necesitaba perder peso por razones de salud. Elegí 200 como mi gran número de objetivo parcialmente de lo que mi médico discutió conmigo. Mi médico dijo que si mi peso se convirtió en 200, ella reduciría mi medicación. A pesar de que ese número parecía grande, es un buen número de gol que se avecina en la distancia. Tengo un incentivo para alcanzarlo debido a la promesa de una mejor salud. Por mi conocimiento de la fijación de objetivos en los negocios, sé que necesita dos objetivos: un objetivo es más pequeño y alcanzable, y el otro objetivo es más grande y abstracto. Este número parece encajar con esta estrategia.

Tomando sus Medidas del Cuerpo

Además de establecer su objetivo de pérdida de peso, tome las medidas de su cuerpo para alcanzar un punto de partida. Los expertos le aconsejan que tome sus mejores medidas corporales siguiendo estos pasos (Herr, 2017; Waehner, 2013):

1. Use ropa suelta o sin ropa.

2. Párese con los pies juntos y relaje su cuerpo para todas las medidas.

3. Utilice una cinta métrica flexible y no elástica, como una cinta de tela.

4. Tome al menos dos medidas para el pecho, cada brazo (bíceps), cintura, caderas, cada muslo (parte superior de las piernas) y cada pantorrilla (parte inferior de las piernas).

Cuerpo	Primera Medición	Segunda Medición
Cofre		
Brazo Izquierdo		
Brazo Derecho		
Cintura		
Cadera		
Muslo Izquierdo		
Muslo Derecho		
Becerro Izquierdo		
Becerro Derecho		

5. Promedio de cada medición; por ejemplo, midiendo los brazos de una mujer (bíceps) primero a 12.4 pulgadas (31.5 cm) y segundo a 12.6 pulgadas (32 cm), tome la medida promedio a 12.5 pulgadas (31.75 cm).

No se preocupe si pierde pulgadas sin perder peso al principio. Eso es realmente una buena señal porque estás perdiendo grasa y reteniendo o ganando músculo, especialmente si estás haciendo ejercicio o realizando una rutina de entrenamiento.

Seguimiento para el Éxito

No tenga miedo de realizar un seguimiento de sus macronutrientes y calorías de los alimentos, y su peso. Los principiantes inteligentes que rastrean generalmente pierden peso tres veces más rápido que aquellos que no lo hacen (Sifferlin, 2017). Después de notar algún progreso, registrar cada bocado de comida y pisar la balanza por la mañana puede no ser una carga después de todo. Las siguientes secciones explican las diferentes aplicaciones de seguimiento disponibles.

Los siguientes pasos resumen y resume las secciones anteriores, para realizar un seguimiento del éxito, aplique los siguientes pasos:

Paso 1. Comience preparado. Antes de comenzar, descargue una aplicación de conteo de carbohidratos o calorías o una herramienta en línea o anote sus calorías, carbohidratos, grasas, proteínas y peso diariamente en un cuaderno. Luego, elija cómo medir o estimar las porciones de alimentos antes de hacer un plan de comidas. Es posible que solo necesite una media porción en comparación con una porción completa.

Paso 2. Lea las etiquetas de los alimentos. Las etiquetas de los alimentos comprenden mucha información para contar calorías. Asegúrese de notar el tamaño de la porción recomendado en el paquete. Consulte Lectura de etiquetas de nutrición.

Paso 3. Eliminar la tentación. Deshazte de la despensa de tu casa de todos los alimentos basura y altos en carbohidratos. Al librar la casa de esos alimentos, no tendrá la tentación de engañar o abandonar su dieta.

Paso 4. Proceder despacio. No elimine los carbohidratos o las calorías demasiado rápido. Puede perder peso más rápido, pero puede sentir dolores de hambre, retiros de alimentos o la gripe Keto, lo que dificulta el éxito de su dieta y corre el riesgo de dejar de fumar.

Paso 5. Beba mucha agua y coma suficiente comida para incluir el ejercicio. Los programas exitosos de pérdida de peso incluyen dieta y ejercicio. Beba al menos ocho vasos de agua de 8 onzas (236 ml) todos los días para mantenerse hidratado. Mantenga su energía para que tenga ganas de hacer ejercicio.

Seguimiento de Carbohidratos, Grasas, Proteínas y Fibra

El seguimiento de carbohidratos, grasas, proteínas y fibra no es tan difícil como lo era hace unos años. Con la invención de los teléfonos inteligentes y aplicaciones, los principiantes inteligentes pueden rastrear todo, desde macronutrientes hasta ejercicio para dormir y signos vitales. Muchas de las aplicaciones de seguimiento de carbohidratos también rastrean calorías y peso. Las siguientes aplicaciones con el precio y los atributos están disponibles en el momento de escribir esto para su descarga como se describe:

Gestor de Carb al https://www.carbmanager.com: este sitio web y aplicación ofrece una aplicación básica GRATIS y una aplicación premium por $ 3.34 por mes facturado anualmente. Con la aplicación premium, tiene la capacidad de rastrear los nutrientes completos, planificar comidas, rastrear la glucosa en sangre, rastrear las cetonas, rastrear el sueño y tener acceso a miles de recetas web de Keto y planes de comidas seleccionados. Esta aplicación te permite rastrear carbohidratos, grasas, proteínas, fibra, etc.

Keto Diet Tracker en la aplicación keto (que se encuentra en la App Store de Apple o en Google Play): esta aplicación te permite personalizar objetivos macro, tipo de cuerpo y nivel de actividad. Utilice su motor de búsqueda para introducir alimentos y bebidas y escanear códigos de barras de productos. Las sugerencias de búsqueda marcan los alimentos para evitar ayudarlo a mantener los objetivos diarios. También tiene opciones para el ejercicio y el seguimiento del agua (Buckley, 2019).

Seguimiento de Calorías

Los siguientes pasos le ayudarán a contar calorías y tener éxito con su dieta cetogénica. Las siguientes aplicaciones de conteo de calorías están disponibles y actuales en el momento de escribir este artículo:

My Fitness Pal al https://www.myfitnesspal.com/apps: esta aplicación ofrece un montón de aplicaciones sobre todo para el seguimiento de la aptitud y el ejercicio. Este sitio también ofrece el Fitbit Tracker que le permite realizar un seguimiento de su peso, comida, sueño y ejercicio. La desventaja del Fitbit Tracker requiere poseer un reloj Fitbit.

Lose It! al https://www.loseit.com: esta aplicación ofrece un plan básico GRATIS, pero no hace tanto seguimiento como el plan premium por $ 3.33 por mes. Sin embargo, el plan básico le permite realizar un seguimiento de las calorías, el ejercicio, el acceso a la comunidad, la sincronización de Apple Health y Google Fit, y la compatibilidad con la escala Wi-Fi.

Secreto de Grasa al https://www.fatsecret.com: esta aplicación ofrece un diario de alimentos, recetas saludables, información nutricional, diario de ejercicios, tabla de pesos y diario, aplicaciones móviles para teléfonos iPhone, iPad, Android, Blackberry y Windows. Esta aplicación es GRATUITA, y viene con una comunidad de apoyo

Cron-o-meter al https://cronometer.com: esta aplicación ofrece un registro GRATUITO. El tablero Cron-o-meter ofrece un diario, tendencias de progreso, alimentos y perfil. El sitio web ofrece un blog, foros y correo electrónico.

Seguimiento de Peso

Si no tiene una báscula de peso, es posible que necesite una para rastrear su peso. Muchos argumentos afirman que estas escalas no son precisas. Sin embargo, estas escalas ofrecen un número de tipo de referencia para comparar su peso para el peso de mañana con el peso de hoy y ayer si lo ha escrito o grabado en una aplicación. Muchas de las aplicaciones como se describió anteriormente también le permite introducir su peso sobre una base diaria.

Cuando empecé, me pesaba a diario y lo grababa. Vi el progreso que hice a diario. Lo comparé con mi progreso semanal y mensual. Sabía cuando hice un buen progreso y cuando llegué a una meseta de dieta. Aprendí lo que debo hacer para superar estos obstáculos. Todavía me peso a diario.

Al realizar un seguimiento de su ingesta de alimentos y peso, administrará su progreso mejor y más fácil durante su viaje de pérdida de peso Keto.

Desarrollar un Plan de Comidas

No dejes que la idea de crear un plan de comidas te asuste. Pronto te convertirás en un profesional experimentado en el desarrollo de planes de comidas.

Asegúrese de hacer su plan de comidas flexible (Eenfeldt, 2018). Las cosas suceden sin previo aviso, y su plan debe permitir que los huéspedes aparezcan en el último minuto sin previo aviso o trabajen hasta tarde en la oficina. Plan de consistencia. Si puede comer el mismo artículo día tras día, durante toda la semana, este tipo de planificación le permite pensar en otras cosas. Si no puede comer el mismo artículo día tras día, planifique la variedad. Un cambio en el menú puede proporcionar emoción sin expulsarlo de la cetosis.

Por encima de todo, tomar decisiones keto saludables amigable, y se adhieren a su plan de comidas. No tome mucho tiempo para preparar su plan de comidas, y luego diga: "No quiero eso" o "No lo siéntase" el día del plan de comidas. Ese tipo de pensamiento hará que su dieta falle.

Para aumentar el éxito con la dieta Keto, desarrolle un plan de comidas. Un plan de comidas le permite desarrollar una mentalidad después de ti:

- Crear una lista de compras

- Busque alimentos nutritivos y amigables con el keto

- Se adhieren a su presupuesto de alimentos y la dieta

- Ver resultados positivos

Un plan de comidas también te enseña a administrar de la siguiente manera:

- Ahorre dinero y tiempo de presupuesto

- Reducir los viajes de compras de comestibles

- Eliminar o minimizar las compras por impulso

- Aprenda qué comprar y prepárese para las comidas

- Plan para de sobras

- Mejore la salud controlando el tamaño de las porciones y la elección de alimentos, y manteniéndose responsable

Haga un plan de comidas durante unos días o un par de semanas para proporcionarle consistencia, flexibilidad y variedad. Con un plan de comidas, usted toma decisiones más sabias al crear su lista de compras, lo que le ahorra tiempo y dinero.

Asegúrese de incluir los siguientes detalles en su plan de comidas:

- Flexibilidad

- Coherencia

- Variedad

Después de unas semanas de hacer su plan de comidas, el proceso se convierte en una segunda naturaleza para usted. Un plan de comidas le ayudará a permanecer con su dieta Keto (Satterthwaite, 2018).

Desarrollar un Plan de Ejercicios

Comience una rutina de ejercicio regular. Comience lentamente dando pequeños paseos alrededor de la oficina o alrededor de la cuadra. Si tiene una membresía de gimnasio y no la está aplicando, comience por ir un día a la semana y trabajar con una máquina.

No comience con el molino de la banda de rodadura. Use una de las máquinas de pesas. Luego aumente su asistencia a 2 días y use 2 máquinas. Manténgase alejado del molino de la banda de rodadura hasta que esté al menos a mitad de camino hacia su gran objetivo de pérdida de peso. Aumente su asistencia a medida que se sienta cómodo y aumente el uso de las máquinas.

Siempre es una buena idea pedirle a un amigo que vaya con usted al gimnasio. Si usted hace una cita para conocer a alguien en el gimnasio, usted será más probable que mantener su cita con el gimnasio.

De acuerdo con Gilson (2018), desarrollar un plan de ejercicios de la siguiente manera:

- Consistencia – entrenar el mismo día(s) cada semana. Mantener un horario de ejercicios

- Recuperación activa: la mayoría de los planes de ejercicio permiten descansar un día entre días de ejercicio. Realizar un tipo diferente de ejercicio menos extenuante en el día de recuperación

- Variedad: cambie su rutina de ejercicios para evitar el aburrimiento y el agotamiento del ejercicio

- Desafío - crear un programa de ejercicios y aumentar el número de rutinas de entrenamiento y la intensidad, de fácil a difícil durante un cierto período de tiempo

- Seguimiento de resultados - mantener un registro de sus rutinas de ejercicio. Detalle lo que hizo correctamente; qué desafíos enfrentó; y qué puede hacer de manera diferente para mejorar o crear variedad y desafío

PASO 4
IMPLEMENTAR SU ESTRATEGIA DE PÉRDIDA DE PESO

Primeros Pasos con Keto

Plan de Comidas para Principiantes

Plan de Comidas Intermedio

Plan de Comidas Avanzado

Restablecer Metabólico

Energía y Ejercicio

Ayunar

Reglas de Ayunar

Ayunar de 14 Horas

Ayunar de 18 Horas

Ayunar de 24 Horas

Ayunar Intermitente

Primeros Pasos con Keto

Comenzando en su viaje de pérdida de peso puede dar miedo. Lo desconocido a menudo es intimidante porque no conoces el resultado. Algunas personas, como yo, saltarán en medio de un desafío sin tener todos los hechos y descubrirán los problemas a medida que llegan. Este tipo de acción puede ser exitosa o sin éxito, pero eso es parte de la diversión. Otros pueden ser un poco más cautelosos.

La dieta cetogénica es más una actitud que una dieta. Otros dirán, "¡No! Es físico.Sin embargo, si tiene la mentalidad de comenzar, entonces la fisicalidad de la dieta se minimiza. Ya has tenido éxito. *Ya has ganado!*

Al comienzo de este libro, comenté que tendrá el conocimiento previo de mis errores y mis éxitos y podrá avanzar rápidamente su éxito para llegar a su objetivo de peso más rápido que yo.

Para recapitular los capítulos anteriores, ha leído y aprendido el proceso de Keto, cómo funciona Keto y cetosis. Usted entiende los grupos de alimentos, cómo leer las etiquetas de nutrición, qué alimentos comer, qué alimentos minimizar, qué alimentos evitar y qué alimentos almacenar en su despensa. Usted ha desarrollado una estrategia de pérdida de peso, incluyendo el establecimiento de un pequeño objetivo numérico y un gran objetivo numérico, y entender el seguimiento de los carbohidratos, calorías y peso. También tiene la flexibilidad de no rastrear también. Has desarrollado un plan de comidas y un plan de ejercicios.

Ahora, es el momento de implementar este conocimiento en una estrategia de pérdida de peso. Siéntase libre de volver a cualquiera de los capítulos anteriores y leer o refrescar su memoria.

Para comenzar con la dieta cetogénica estándar, tenga en cuenta los siguientes puntos (Holland, 2019):

- Mantenga su consumo de carbohidratos bajo. Esfuércese por 20 gramos o menos diariamente, preferido para SKD estricto; o definitivamente mantenga sus carbohidratos bajo 50 gramos diarios

- Coma suficientes grasas buenas como aguacates, nueces, aceite de coco, etc.). Mantenga su buena ingesta de grasa en aproximadamente 70 a 75 por ciento de su ingesta total de calorías y gramos

- Beba mucha agua. La dieta cetogénica puede deshidratarlo si no está bebiendo suficiente agua, aproximadamente ocho vasos de 8 onzas (236 ml) de agua al día

- Reponga sus electrolitos a través de su dieta o suplementos

- Coma cuando tenga hambre. No olvide comer bocadillos a las 10 a.m., 2 p.m. y 7 p.m. Al tomar un bocadillo de verduras o una bomba de grasa (ver recetas), evitará que se sienta demasiado hambriento en la próxima comida. No dejes que el reloj te diga cuándo comer. Si tienes hambre a las 11 de la mañana o 5 de la tarde, no espere. Almorzar o cenar en el momento en que tenga hambre

- Coma alimentos bajos en carbohidratos como carnes, buenas verduras en carbohidratos, aguacates, nueces, etc

- No coma demasiada proteína. Su ingesta de proteínas debe ser de aproximadamente 20 a 25 por ciento de su ingesta total de calorías y gramos

- Desarrollar e implementar un régimen de ejercicios. Comience despacio. Si eres como yo, has disfrutado de un estilo de vida sedentario la mayor parte de tu vida. Trabajar en una rutina de entrenamiento de ejercicio regular

Plan de Comidas para Principiantes

Coma este plan de comidas durante 2 a 6 semanas. El siguiente plan mantiene sus carbohidratos a menos de 30 gramos diarios y definitivamente menos de 50 gramos diarios (Eenfeldt, 2018).

Las siguientes pautas proporcionan flexibilidad y variedad, al tiempo que lo apoyan con la estructura fundamental necesaria para elegir comidas Keto-amigables.

Desayuno:

Elija 1 plato de desayuno para el desayuno que contenga menos de 7 gramos de carbohidratos. Ver recetas de desayuno.

Dia	Artículo de Comida	Número de Calorías / Carbohidratos
Domingo		
Lunes		
Martes		
Miércoles		
Jueves		
Viernes		
Sabado		

Aperitivo:

Elija 1 para el refrigerio de la mañana (10 am), tarde (3 pm), y en la noche (7 pm) contiene menos de 7 gramos de carbohidratos al día. Ver recetas de aperitivos.

Dia	Artículo de Comida	Número de Calorías / Carbohidratos
Domingo		
Lunes		
Martes		
Miércoles		
Jueves		
Viernes		
Sabado		

Almuerzo y Cena:

Elija 1 plato de almuerzo a las 12 del mediodía y 1 plato de cena a las 6 p.m. que contenga menos de 7 gramos de carbohidratos al día. Ver recetas de almuerzo y cena.

Dia	Artículo de Comida	Número de Calorías / Carbohidratos
Domingo		
Lunes		
Martes		
Miércoles		
Jueves		
Viernes		
Sabado		

Plan de Comidas Intermedio

El plan de comidas para principiantes es un requisito previo para este plan de comidas. Coma este plan de comidas durante 4 a 6 semanas. El siguiente plan mantiene sus carbohidratos a menos de 20 gramos diarios. Elija un día para ayunar de 12 a 18 horas (Eenfeldt, 2018).

Las siguientes pautas proporcionan flexibilidad y variedad, al tiempo que lo apoyan con la estructura fundamental necesaria para elegir comidas Keto-amigables.

Desayuno:

Elija 1 plato de desayuno para el desayuno que contenga menos de 7 gramos de carbohidratos al día o elija una bebida de reemplazo de comida. Ver recetas de desayuno.

Dia	Artículo de Comida	Número de Calorías / Carbohidratos
Domingo		
Lunes		
Martes		
Miércoles		
Jueves		
Viernes		
Sabado		

Aperitivo:

Elija 1 merienda por la mañana a las 10 a.m., 1 merienda por la tarde a las 3 p.m., y 1 merienda por la noche a las 7 p.m. que contenga menos de 5 gramos de carbohidratos al día. Ver recetas de aperitivos.

Elimine un refrigerio cada dos días. Por ejemplo: el lunes, miércoles y viernes, comerá solo dos refrigerios en lugar de tres.

Dia	Artículo de Comida	Número de Calorías / Carbohidratos
Domingo	_______	_______
Lunes	_______	_______
Martes	_______	_______
Miércoles	_______	_______
Jueves	_______	_______
Viernes	_______	_______
Sabado	_______	_______

Almuerzo y Cena:

Elija 1 plato de almuerzo a las 12 del mediodía y 1 plato de cena a las 6 p.m. que contenga menos de 7 gramos de carbohidratos. o elija una bebida de reemplazo de comida a menos que la beba antes. Ver recetas de almuerzo y cena.

Dia	Artículo de Comida	Número de Calorías / Carbohidratos
Domingo	_______	_______
Lunes	_______	_______
Martes	_______	_______
Miércoles	_______	_______
Jueves	_______	_______
Viernes	_______	_______
Sabado	_______	_______

Plan de Comidas Avanzado

Oma este plan de comidas durante 4 a 6 semanas para un total de 12 a 16. El siguiente plan mantiene sus carbohidratos a menos de 20 gramos por día. Elija dos o tres días para ayunar 18 horas o elija un día para ayunar 24 horas (Eenfeldt, 2018).

Las siguientes pautas proporcionan flexibilidad y variedad, al tiempo que lo apoyan con la estructura fundamental necesaria para elegir comidas Keto-amigables.

Desayuno:

Elija 1 plato de desayuno para el desayuno que contenga menos de 5 gramos de carbohidratos al día o elija una bebida de reemplazo de comida. Ver recetas de desayuno.

Dia	Artículo de Comida	Número de Calorías / Carbohidratos
Domingo		
Lunes		
Martes		
Miércoles		
Jueves		
Viernes		
Sabado		

Aperitivo:

Elija 1 merienda por la tarde (3 p.m.). que contiene menos de 5 gramos de carbohidratos. Elimine la merienda de la mañana y de la tarde. Ver recetas de aperitivos.

Dia	Artículo de Comida	Número de Calorías / Carbohidratos
Domingo		
Lunes		
Martes		
Miércoles		
Jueves		
Viernes		
Sabado		

Almuerzo y Cena:

Elija 1 plato de almuerzo a las 12 del mediodía y 1 plato de cena a las 6 p.m. que contenga menos de 7 gramos de carbohidratos o elija una bebida de reemplazo de comida a menos que lo haya bebido antes. Ver recetas de almuerzo y cena.

Dia	Artículo de Comida	Número de Calorías / Carbohidratos
Domingo		
Lunes		
Martes		
Miércoles		
Jueves		
Viernes		
Sabado		

Restablecer Metabólico

Después de 12 a 16 semanas de dieta, puede tomar un descanso y comer de 50 a 100 gramos de carbohidratos al día durante 1 semana a un mes y luego reanudar el plan de comidas intermedio o avanzado para volver a comenzar su dieta cetogénica. La mayoría de las dietas populares, recomiendan presionar el botón de pausa en la dieta para obligar al cuerpo a liberar la enzima de pérdida de peso para que los principiantes inteligentes comiencen a perder más peso (Bradley 2018).

Este descanso es necesario para restablecer su metabolismo para perder más peso, si ese es su objetivo. Si está listo para mantener su peso actual, consuma aproximadamente 50 gramos de carbohidratos al día (Akers, 2017).

Asegúrese de controlar su peso para que no comience a arrastrarse hacia arriba. Si es diabético, asegúrese de rastrear su glucosa diariamente para que sus números permanezcan entre 75 y 95 md / gl. Consulte a su médico si tiene alguna preocupación durante este período de restablecimiento.

Energía y Ejercicio

Cuando ingresas a la cetosis nutricional, recibes una explosión de energía. El nivel de energía es fenomenal. Es por eso que creo que los atletas profesionales y aficionados prefieren Keto para capturar el nivel de energía y controlar la cantidad de carbohidratos consumidos.

Para llegar a ese nivel de energía, debe ingresar cetosis nutricional u óptima. Cuando su cuerpo comienza a funcionar con cetonas para obtener energía, su nivel de energía debe ir a través del techo.

Para llegar a la cetosis nutricional u óptima más rápido, comience una rutina de ejercicios (Mawer, 2018).

Como se mencionó anteriormente, iniciar una rutina de ejercicio regular. Comience lentamente dando pequeños paseos alrededor de la oficina o alrededor de la cuadra. Si tiene una membresía de gimnasio y no la está aplicando, comience por ir un día a la semana y trabajar con 1 máquina.

No comience con el molino de la banda de rodadura. Use una de las máquinas de pesas. Luego aumente su asistencia a 2 días y use 2 máquinas. Manténgase alejado del molino de la banda de rodadura hasta que esté al menos a mitad de camino hacia su gran objetivo de pérdida de peso. Aumente su asistencia y el uso de las máquinasa medida que se sienta cómodo.

Siempre es una buena idea pedirle a un amigo que vaya con usted al gimnasio. Si usted hace una cita para conocer a alguien en el gimnasio, usted será más probable que mantenga su cita con el gimnasio.

Ayunar

La idea de ayunar es desalentadora. Hasta que comience a practicar una rutina de ayuno, el acto en sí mismo lo mantiene adivinando si puede aguantar sin comer durante el tiempo planeado.

Después de ingresar a un estado de ayuno, su cuerpo pasa a la cetosis nutricional, convirtiendo su cuerpo en una máquina para quemar grasa y disminuyendo su apetito. Sin embargo, debes seguir algunas reglas cuando practicas el ayuno (Clarke, 2019).

Reglas de Ayunar

Las siguientes reglas le permiten ayunar adecuadamente y mantenerse saludable:

Consulte con su médico antes de ayunar, especialmente si tiene una afección médica que requiere una estrecha vigilancia.

Pruebe el ayuno de 14 horas o 18 horas para facilitar el no comer. Prepárese y planifique el ayuno. Piense en lo que beberá y en qué momentos durante su ayuno. No se apresure a ayunar por impulso. Asegure su éxito y seguridad mientras ayuna sabiendo que si se siente incómodo o demasiado hambriento, detenga el período de ayuno.

Escucha a tu cuerpo. Si se siente desmayado o su estómago está molesto, detenga el ayuno y consulte a su médico o a un profesional de la salud.

Trabaja la práctica de ayuno intermitente alrededor de tu vida. Si tiene una gran reunión en la oficina o si es una noche de cita, omita este período de ayuno. Puede centrarse en ayunar más tarde.

Manténgase hidratado. Beba mucha agua o té verde o negro. No beba bebidas azucaradas ni jugos. Esos tipos de bebidas te hacen anhelar carbohidratos y pueden echarlo de la cetosis.

Beba caldo de huesos para obtener nutrientes adicionales. El caldo de huesos te hará sentir lleno.

Tome suplementos apropiados como un multivitamínico, aceite MCT o electrolitos. El aceite MCT puede frenar su apetito y ayudarlo con éxito rápido. Practico el ayuno de 18 horas durante la semana. Como mi último refrigerio a las 3 p.m., y luego tomo una taza de café con aceite MCT para la cena. También bebo mi vinagre de sidra de manzana antes de acostarme, y no tengo otra comida hasta la mañana siguiente a las 8 a.m. Me resulta fácil porque estoy durmiendo la mayor parte de las horas de ayuno. Usted puede encontrar ayunar durante la noche más fácil y beneficioso también.

Bebe café sabiamente. Tenga cuidado de no cargar el café con crema o azúcar. El azúcar es un Keto no-no.

Coma normalmente. No comer en exceso. Está bien detener el período de ayuno si siente la necesidad.

Detenga el período de ayuno si está bajo estrés o en momentos de alto estrés, como durante las finales para estudiantes universitarios, trabajando largas horas en la oficina o cumpliendo con plazos difíciles en el hogar, el trabajo o la escuela.

Ejercicio normalmente. No realice una rutina de ejercicios extenuante. Si se siente energizado, salga a caminar o realice un entrenamiento ligero para lograr una cetosis nutricional u óptima. Asegúrese de hacer una prueba de cetosis.

Ventajas

Varias ventajas de salud están asociadas con el ayuno, tales como:

- Reduce el riesgo de cáncer

- Reduce el riesgo de enfermedad cardíaca

- Disminuye los niveles de triglicéridos y la presión arterial

- Aumenta los niveles de colesterol HDL (bueno)

- Mejora las condiciones autoinmunes

- Disminuye el azúcar en la sangre

- Mejora el metabolismo

- Promueve la pérdida de peso

- Mejora la inflamación crónica

- Controla los antojos

- Transiciones del cuerpo hacia la cetosis

- Mejora la función cognitiva

- Mejora la salud pulmonar

- Disminuye la inflamación en el intestino grueso

- Reduce la hinchazón

Desventaja

Las desventajas del ayuno son las siguientes:

- Disminuye la energía

- Aumenta la probabilidad de deshidratación

- Reduce el nivel de electrolitos y minerales

- Aumenta la probabilidad de sentirse mareado o desmayado

- Disminuye los niveles de azúcar en la sangre

Ayunar de 14 Horas

El período de ayuno de 14 horas es el período de ayuno más normal si se salta el postre o no tiene el hábito de asaltar el refrigerador durante la noche. Después de cenar a las 6 p.m. (por ejemplo), ayuna hasta el desayuno de mañana a las 8 a.m.

Si usted es un comedor nocturno, planifique su período de ayuno alrededor de su rutina para asegurar un ayuno exitoso y cosechar las recompensas (Clarke, 2019).

Ayunar de 18 Horas

El período de ayuno de 18 horas es similar al de 14 horas, pero requiere un poco de planificación. Por ejemplo, decide comenzar después de la cena a las 6 p.m. Su próxima comida es mañana a las 12 del mediodía. Puede ser un momento fácil si no eres un gran comedor de desayuno o si planeas con anticipación. Recuerde, puede beber agua, café, batidos de proteínas, té verde, batidos de verduras o caldo durante este tiempo. Cada bebida ayuda a frenar su apetito, además de que estará durmiendo durante la mayor parte de este período de ayuno (Clarke, 2019).

También recuerde, está facultado para detener el ayuno si se siente débil, mareado o demasiado hambriento. Asegúrese de tomar vitaminas, suplementos o electrolitos para garantizar un rápido seguro y exitoso ayuno.

Ayunar de 24 Horas

El período de ayuno de 24 horas es desalentador y requiere planificación. Es posible que desee escribir lo que va a beber y en qué momentos. Una vez que escriba su horario, manténgalo a menos que necesite detener el período de ayuno (Clarke, 2019).

Elija un período de 24 horas cuando no esté ocupado o estresado. Si decide ayunar de 6 p.m. a 6 p.m., anote su plan. Por ejemplo, cena a las 5:30 p.m. más o menos, y bebe 2 vasos de agua entre las 6 p.m. y la hora de acostarse a las 10 p.m. Duerme de 10 p.m. a 7 a.m., y luego toma café o té a la mañana siguiente a las 8 a.m. Continúa bebiendo café, agua, té ollame a los tiempos de escasez del período de ayuno.

He descubierto que la práctica del período de ayuno de 24 horas es más adecuada para una vez a la semana o una vez al mes a menos que sepa por probar que está en cetosis nutricional o óptima.

Ayunar Intermitente

El ayuno intermitente es comer días alternos como comer los lunes y miércoles y ayunar los martes y jueves. No tienes que ayunar todo el día. Los principiantes inteligentes comienzan con el ayuno de 14 horas como se describió anteriormente, mientras que los que hacen dieta experimentados más avanzados pueden realizar el ayuno de 18 horas o 24 horas. Asegúrese de seguir las reglas de ayuno (Clarke, 2019).

El ayuno proporciona muchos beneficios para la salud. Un principiante inteligente o un profesional experimentado se prepara y planea antes de saltar a la piscina de ayuno profundo. Si siente molestias, mareos o desmayos, detenga el ayuno. Es posible que tenga que facilitar la práctica de ayuno para entrenar a su cuerpo y mente para aceptar la condición de ayuno.

No planifique un período de ayuno durante una ocasión especial, como durante una revisión de trabajo, un viaje de negocios, una noche de cita, una excursión de alto estrés o una rutina de ejercicio extenuante.

Consulte a su médico o proveedor de atención médica antes de comenzar una rutina de ayuno y siga las reglas de ayuno.

Manténgase hidratado bebiendo mucha agua, caldo o té de hierbas. Diviértete mientras conviertes tu cuerpo en una máquina para quemar grasa.

PASO 5
SALTAR SOBRE LA DIETING HURDLES

Curar la Gripe Keto

Detener los Antojos de Comida

Mesetas de Pérdida de Peso

Cenar Hacia Fuera

Dieta Engañando Para el Éxito

Curar la Gripe Keto

Como se mencionó anteriormente, la gripe Keto es lo que llamé cruzar la barrera de cetosis. Puede experimentar fatiga y dolores de cabeza durante este fenómeno de cruce.

La fisiología exacta es que su cuerpo está teniendo retiros de carbohidratos y se está ajustando de quemar glucosa a hacer y quemar cetonas como energía. Una vez que cruza esta barrera, los síntomas desaparecen y su cuerpo se convierte en una máquina para quemar grasa. Puede tomar un par de días a un par de semanas para que la gripe Keto pase.

Todos somos diferentes; por lo tanto, es difícil poner una hora exacta en la recuperación. Sin embargo, la mejor parte es que su nivel de energía pasa por el techo cuando está en cetosis nutricional o óptima.

Para ayudarlo a sobrellevar o evitar estos síntomas, agregue los siguientes remedios a su régimen de dieta (Hendon, 2020):

- Beba mucha agua para evitar la deshidratación

- Beba caldo de hueso para electrolitos y minerales

- Ayunas una comida o dos. Consulte el capítulo sobre Ayunar

- Realice ejercicios ligeros como caminar o trotar

- Asegúrese de que está recibiendo suficiente sal o tomar suplementos de múltiples vitaminas para aumentar sus electrolitos. Keto es en realidad una dieta baja en sal

- Coma algunos carbohidratos buenos para aumentar su consumo de carbohidratos, pero permanezca bajo 50 gramos por día

- Tome suplementos de aceite de BHB y MCT durante este período para aumentar su cetona y buenos niveles de grasa

Detener los Antojos de Comida

Cada vez que estaba a dieta, la mayor queja que tenía era *los antojos de comida y sentir hambre.* Le pregunté a los médicos en ocasiones que me prescribieran algo para suprimir mi apetito y los antojos de comida. Me dijeron que no necesitaba un supresor del apetito y comer más fibra. La fibra disminuye el hambre. Sin embargo, los médicos podrían haber recetado medicamentos para suprimir mi hambre, pero estos medicamentos son una solución temporal a un problema suprayacente.

Una de las mejores virtudes de la dieta Keto es que suprime el apetito y los antojos de alimentos (Ciccarelli, 2018).

Sin embargo, antes de mi dieta Keto y cuando estaba haciendo dieta y ayunando entre comidas o en una rutina diaria, sufrí debido a antojos incontrolables. Estos antojos eran en su mayoría todo lo que no podía comer mientras estaba en la dieta. Por lo tanto, la dieta se hizo de corta duración porque los antojos se hicieron tan grandes que tuve que rendirme. Eventualmente, cedí a los antojos. Si eres como yo, también has experimentado este fenómeno.

Después de comenzar mi dieta Keto, alrededor del día 10 y una vez que mi cuerpo comenzó a producir cetonas como energía, todo mi apetito y los antojos de alimentos se detuvieron. Incluso cuando ayunaba durante 12 a 24 horas, podía ayunar con facilidad porque no sentía hambre.

Si necesita volver a leer Cómo Funciona la Dieta Keto con sus enzimas digestivas, consulte el capítulo sobre cómo funciona la pérdida de peso para las tuercas y pernos sobre las enzimas y cómo funcionan para promover la pérdida de peso.

Si siente hambre y necesita un refrigerio, coma un huevo duro, dos tomates cherry con medio palo de apio o una bomba de grasa (ver recetas).

Varias compañías alimenticias y del suplemento producen suplementos de Keto para ayudarle a mantener cetosis y a suprimir el fenómeno de la sensación de hambre. Consulte Keto Supplements para obtener más información. Tenga cuidado de elegir suplementos que no contengan rellenos u ocultar carbohidratos netos altos.).

Mesetas de Pérdida de Peso

Un extraño fenómeno de la dieta son las mesetas de pérdida de peso. Va a hacer grandes progresos perdiendo 2 a 4 libras a la vez y luego "pow." No se puede conseguir que la báscula se mueva fuera de un número en particular. Puede durar unos días a unos meses. Es frustrante.

Después de 8 semanas en la dieta, me encontré en una meseta de dieta. Primero traté de ayunar mi camino fuera de él. Luego comí alrededor de 2200 calorías en un día con aproximadamente 60 gramos de carbohidratos netos. A la mañana siguiente, para mi sorpresa, la escala mostró que perdí 1.5 libras. Me había sorprendido mi cuerpo fuera de la meseta y comenzó a perder peso de nuevo.

Quería aprender más sobre mesetas, así que hice algunas investigaciones. Encontré las siguientes causas y soluciones a este misterioso fenómeno (Keto dieta meseta de pérdida de peso: qué considerar y cómo romperlo, 2018):

Causar

- Consumir demasiados carbohidratos

- Pateando a ti mismo fuera de la cetosis

- Comer demasiadas calorías

- Ingerir los tipos incorrectos de alimentos

- No consumiendo alimentos enteros reales

- Comer demasiados frutos secos

- No ayuno, especialmente ayuno intermitente

- Aproximar gol de peso

- No dormir lo suficiente o malos hábitos de sueño

- Convertirse en estresado

- Lidiar con problemas de tiroides y suprarrenales

Solución

- Consumir menos de 30 carbohidratos al día

- Nivel de cetosis de prueba

- Coma menos de 800 calorías, una o dos veces a la semana

- Siga el capítulo sobre Qué Alimentos Comer y Qué Alimentos Evitar

- Coma menos nueces; vea el capítulo sobre Qué Alimentos Minimizar

- Practique ayuno intermitente o de 24 horas

- Duerma lo suficiente (al menos 8 horas si es posible)

- Vuelva a analizar o repensar su situación de estrés

- Consulte a su médico o proveedor de atención médica sobre problemas de tiroides o suprarrenales

Cenar Hacia Fuera

Si abasteció su despensa con alimentos amigables con Keto, comer en casa se vuelve menos estresante porque ha eliminado a su despensa de los alimentos tentadores. Si empacas tu almuerzo para el trabajo y solo comes lo que llevas al trabajo, comer en el lugar de trabajo se convierte en una prueba menor.

Si sus compañeros de trabajo insisten en que vaya a almorzar con ellos, dígales que está en Keto. Ellos retrocederán en insistir, o se volverán inquisitivos. Si se vuelven inquisitivos, puede señalarlos a la información que aprendió.

Sin embargo, salir a cenar se convierte en un tipo diferente de lucha. Mi esposa y yo solíamos disfrutar de cenar una vez a la semana, y disfrutamos de comida para llevar de los restaurantes de dos a tres veces a la semana. Después de comenzar Keto, cenamos una vez al mes para ocasiones especiales como cumpleaños o aniversarios.

Con el conocimiento de Keto, comer fuera vuelve a ser divertido porque sabes Qué Alimentos Comer.

- Elija verduras de hoja sobre papas, maíz o frijoles

- Elija carne que contenga menos calorías si realiza un seguimiento de calorías y carbohidratos como el pescado blanco, el bacalao o el salmón

- No elija un aperitivo porque la mayoría se hacen en algún tipo de pan

- No coma panecillos, galletas o pan

- Omita el postre si es posible

- No tome una bebida alcohólica mixta o refresco (o refresco dietético)

- 134 -

- No tome una bebida alcohólica mixta o refresco (o refresco dietético)

Dieta Engañando Para el Éxito

Debe ser estricto consigo mismo mientras está en la dieta Keto, restringir y contar carbohidratos y contar calorías. Después de haber estado en la dieta durante aproximadamente dos meses, la fascinación de la dieta comienza a volverse rancia. Está bien tomar un descanso por razones fisiológicas y psicológicas. Sin embargo, si decide no tomar un descanso, eso también está bien.

A veces, especialmente si se encuentra en una meseta de dieta, su cuerpo necesita una descarga de comer calorías más altas o carbohidratos más altos mientras toma un descanso por un día.

Hice trampa en mi dieta con un día aquí y otro día allí. Como dije anteriormente, después de 8 semanas en la dieta, me encontré en una meseta de dieta. Primero traté de ayunar mi camino fuera de él. Luego comí alrededor de 2200 calorías con aproximadamente 60 gramos de carbohidratos netos. Eso hizo el truco. Para mi sorpresa, la escala mostró que perdí 1.5 libras. Luego volví con los rigores de la dieta para continuar mi éxito.

Mi primera prueba real llegó cuando salí de la ciudad a la boda de la sobrina de mi esposa. La boda ocurrió el día después de las vacaciones de Acción de Gracias.

Las festividades con respecto a la boda y las fiestas normalmente ponen una tensión en mi dieta. Pensé que si me alejo de la dieta, la comida debe estar cerca de ser Keto amigable, ser carne de algún tipo, verduras con poco o nada de pan.

Para comenzar cada día, el hotel ofrece un desayuno completo con huevos, tocino, salchichas, panqueques, rosquillas, café, cereales, bagels, etc. ¿Quién podría dejar pasar un desayuno así?

En la noche de la cena de ensayo y luego la recepción de la boda, con la mentalidad de estar de vacaciones y estar en el ambiente o la cocina de las festividades, ¿quién podría dejar pasar las maravillosas comidas y adornos? Por lo tanto, participé y comí las comidas con los adornos y el postre que pude reunir.

Tomé paquetes de viaje de aceite MCT y suplementos de exogénesis BHB para ayudarme a permanecer en la cetosis. Dependiendo de cuántos carbohidratos consumí, estos suplementos fueron excepcionales. No me sentí fatigado ni tenía dolor de cabeza. Sin embargo, si tiene la opción, le recomiendo mantenerse estricto con la dieta Keto durante al menos dos meses. Había estado en Keto durante tres meses.

Sin embargo, mi esposa y yo salimos ilesos. No ganamos ni perdimos peso durante ese viaje. No recomiendo hacer trampa en su dieta si puede mantenerse fiel a la dieta y a usted mismo. Sé que las circunstancias y los sentimientos hacen que tomes decisiones fuera de la caja. Por lo tanto, si tiene que tomar estas decisiones, elija alimentos para ayudarlo a mantenerse en cetosis y, si es necesario, tome un suplemento de Keto para que su trampa sea exitosa.

Si te alejas para mantener tu cordura, está bien tomar un descanso por un día o una semana para obtener un nuevo compromiso. Tenga en cuenta que si lo expulsan de la cetosis, puede cruzar la barrera de la cetosis, solo para experimentar la gripe Keto nuevamente.

Sin embargo, cuando tome un descanso, vuelva a visitar mi capítulo Dining Out para tomar decisiones de dieta más sabias mientras toma un descanso. No comience a comer una dieta alta en carbohidratos solo porque la quiera o la desee. Recuerde también, comer con moderación es mejor que comer todo a la vista o a voluntad.

Si se aleja de su dieta Keto, no se mantenga alejado demasiado tiempo, especialmente si tiene una afección de salud que se alimenta de carbohidratos como la diabetes, el cáncer, el Alzheimer, etc. Debes morir de hambre estas enfermedades de sus carbohidratos para mantener el control y / o conquistarlos (Kossoff, 2017).

RECETAS

Recetas de Desayuno

Aguacate Al Horno con Huevo

Esta comida contiene solo 6 ingredientes. Es fácil de montar. Para mejorar este plato, agregue tocino crujiente.

Curso: Desayuno

Tiempo de Preparación: 5 a 10 minutos

Tiempo de Cocción: 15 a 20 minutos

Tiempo Total: 20 a 30 minutos

Ingredientes (alfabéticos)

Aguacates – 3, cortar por la mitad y quitar la semilla

Huevos - 6 medianos o pequeños

Pimienta – 1 pizca, al gusto

Queso - 1 cucharada de mezcla mexicana de Sharp Cheddar, Colby y Monterrey Jack, rallado

Salsa – (Opcional), al gusto

Sal – 1 pizca, al gusto

Direcciónes

1. Precaliente el horno a 375 grados Fahrenheit. Engrase ligeramente la bandeja para hornear o cubra con spray antiadherente.

2. Scoop, con una cuchara, aproximadamente 2 cucharadas de carne de aguacate según sea necesario, creando un pequeño pozo en el centro de cada aguacate.

3. Rompa suavemente 1 huevo y deslícelo bien en el aguacate, manteniendo la yema intacta.

4. Repita con los huevos restantes. Sazone cada uno con sal y pimienta.

5. Coloque en el horno y hornee hasta que las claras de huevo estén puestas, pero las yemas todavía estén líquidas, unos 15 a 18 minutos. Si le gustan las yemas firmes, dejen en el horno, mientras las yemas sean firmes. Mantenga un ojo en los huevos para no cocinarlos demasiado.

6. Servir inmediatamente, decorar con queso y salsa, al gusto si lo desea.

Consejos de Cocina

Los aguacates deben estar maduros. Si los aguacates son demasiado verdes o demasiado marrones, el sabor del aguacate sobrepoder los huevos.

Los huevos pequeños son más fáciles de manejar y pueden no crear tal malla en el horno si se desborda. Además, la clara de huevo puede volverse crujiente, lo que siempre es una ventaja adicional.

Datos Nutricionales

Porción: 1 porción

Calorías: 232

Grasa: 19.7 gramos (g)

Sodio: 69.8 miligramos (mg)

Total de Carbohidratos: 9.5 g

Carbs Netos: 2.7 g

Fibra: 6.8 g

Azucarera: 1.1 g

Proteina: 7.9 g

Huevos Duros

Curso: Desayuno

Tiempo de Preparación: 1 minuto

Tiempo de Cocción: 7 a 9 minutos

Tiempo Total: 17 a 23 minutos

Ingrediente (alfabéticos)

Agua fría

Hielo

Huevos - 6 grandes, fríos del refrigerador

Sal o bicarbonato de sodio – 1 cucharadita (dependiendo de la edad de los huevos)

Direcciónes

1. Coloque los huevos en una cacerola grande. Cubra los huevos con agua fría por 1 pulgada. Agregue sal o bicarbonato de sodio a la sartén.

2. Cubra la sartén con una tapa y hierva el agua a fuego alto. Cuando el agua esté hirviendo, ajuste el tiempo para el tiempo deseado de la siguiente manera en el paso 3.

3. Hervir durante 6 a 7 minutos a fuego medio-alto para obtener huevos duros perfectos.

4. Saque los huevos del agua caliente con una cuchara ranurada y colóquelos en un recipiente. Coloque hielo en un recipiente para detener el proceso de cocción de los huevos. Después de que los huevos se hayan enfriado (aproximadamente 10 a 15 minutos), agriete, pele y sirva.

Consejos de Cocina

Hervir durante 4 a 5 minutos para huevos de suave-hervido. Hervir durante 7 a 9 minutos para los huevos duros.

Agregar sal al agua eleva el punto de ebullición del agua.

La sal también sella la cáscara de huevo si se produce una grieta o una fuga y evita que las yemas de huevo corran por toda la sartén al ayudar al huevo a coagular si los huevos se agrietan mientras hierven. La sal también hace que los huevos sean más fáciles de pelar. No es infalible porque algunos huevos pueden ser un huevo malo o difícil de pelar.

Agregar bicarbonato de sodio al agua de cocción también aumenta el punto de ebullición. Tenga cuidado de que su agua hirviendo no se desborde mientras alcanza su punto de ebullición. Sin embargo, si los huevos son más viejos, son más alcalinos, y al agregar bicarbonato de sodio, la soda aumentará la alcalinidad, haciendo que los huevos sean más fáciles de pelar.

Está bien agregar sal y bicarbonato de sodio. Ambos ingredientes reaccionan igual con el agua y los huevos. Al agregar ambos al agua puede ser una exageración o un desperdicio. Soy culpable de poner ambos en el agua, pero tiendo a pensar que las cáscaras de mis huevos son tiernas al pelar.

Datos nutricionales

Porción: 1 Huevos	Total de Carbohidratos: 0.6 g
Calorías: 77.5	Azucarera: 0.6 g
Grasa: 5.3 g	Fibra: 0 g
Sodio: 62 mg	Proteina: 6.3 g

Desayuno Sin Corteza Quiche de Jamón y Queso

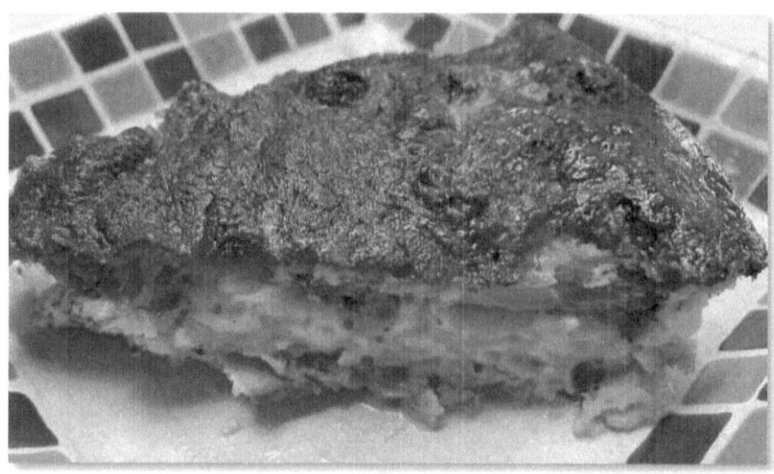

Este plato es una gran comida para preparar con anticipación y almacenar en el refrigerador por hasta 5 días o en el congelador por hasta 1 mes.

Curso: Desayuno

Tiempo de Preparación: 10 a 15 minutos

Tiempo de Cocción: 47 a 55 minutos

Tiempo Total: 57 a 70 minutos

Ingrediente (alfabéticos)

Cebolla Amarilla – ½ taza, cortado en cubitos

Crema Pesada – 1 taza

Floretes de Brócoli para Bebés – 2 tazas

Huevos – 6 grandes

Jamón – 8 onzas, en cubos

Mantequilla – 1 cucharada

Queso – 8 onzas de mezcla mexicana de Sharp Cheddar, Colby y Monterrey Jack, rallado

Direcciónes

1. Precalentar el horno a 375 grados Fahrenheit.

2. Derrita la mantequilla, a fuego medio en una sartén, y agregue las cebollas y el jamón. Saltee durante 5 a 7 minutos hasta que las cebollas estén translúcidas.

3. Coloque las florecillas de brócoli para bebés en un recipiente apto para microondas y agregue 2 cucharadas de agua. Microondas durante 2 a 3 minutos hasta que el brócoli esté ligeramente cocido al vapor y tierno.

4. En un bol, agregue los huevos y la crema espesa. Batir juntos.

5. Coloque el jamón, la cebolla, el brócoli y el queso en un plato para pasteles engrasado de 9 pulgadas o una sartén para quiche.

6. Vierta la mezcla de huevo sobre la carne y las verduras.

7. Colocar en el horno y hornear durante 35 a 40 minutos o hasta que el centro de quiche esté firme y no sacudir.

8. Retirar y dejar reposar (enfriar) durante unos 5 minutos antes de cortar y servir.

Consejos de Cocina

Agregue el ajo y los pimientos verdes mientras saltea las cebollas para mejorar el sabor.

Hornee este plato y deje enfriar durante 20 minutos, y luego envuélvalo con un plástico de polietileno como Saran Wrap o en un recipiente seguro para el congelador y congele por hasta 1 mes.

Para comer del congelador, desenvuelva el quiche del plástico de polietileno y colóquelo en el microondas durante 2 a 5 minutos (dependiendo de su microondas y la configuración de potencia) y disfrute.

Datos nutricionales

Porción: 1 rebanada

Calorías: 319

Grasa: 26 g

Sodio: 619 mg

Total de Carbohidratos: 5 g

Carbs Netos: 4 g

Fibra: 1 g

Azucarera: 2 g

Proteina: 17 g

Recetas de Almuerzo o Cena

Cuenco del Rollo de Huevo Desenvolver

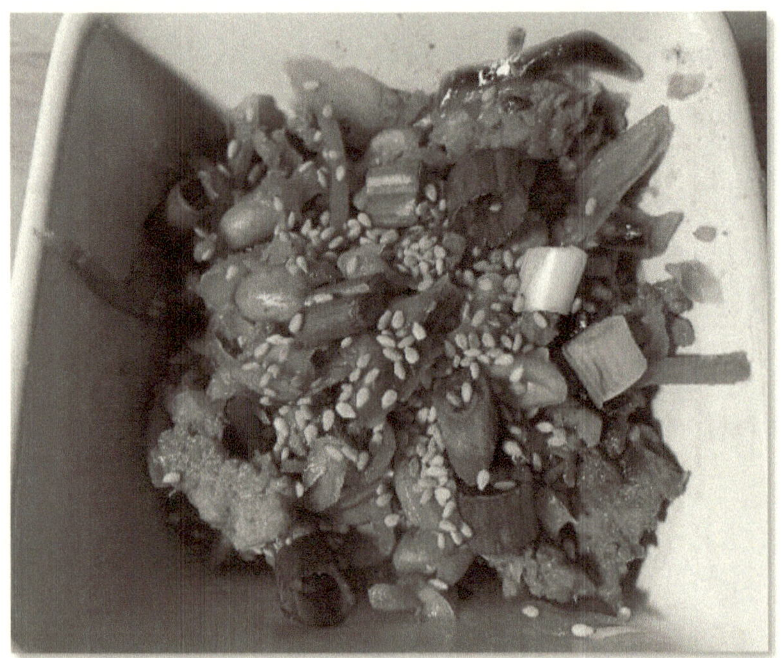

Curso: Almuerzo o Cena

Tiempo de Preparación: 10 minutos

Tiempo de Cocción: 15 minutos

Tiempo Total: 25 minutos

Ingrediente (alfabéticos)

Carne de res – ½ libra tierra

Caldo de Hueso de Vacuno – 1/3 taza

Repollo - 14 onzas, ensalada de col rallada o brócoli

Zanahoria – 1 medio, destrozar

Ajo - 1 cucharadita picada y 5 dientes en rodajas

Jengibre – 1 cucharadita picada

Cebollas verdes - 2 o 3, picadas

Salsa Hoisin - 1 cucharada, al gusto

Cebolla – 1 pequeño, cortado en cubitos (picado)

Pimienta – al gusto

Carne de Cerdo – ½ libra terreno

Vinagre de Arroz - 2 cucharaditas

Sal – al gusto

Aceite de sésamo - 1 cucharada

Semillas de sésamo – 2 cucharaditas

Salsa de soja – ¼ taza baja en sodio

Sriracha - 1 cucharada

Direcciónes

1. Caliente la sartén grande a fuego medio. Agregue aceite de oliva y carne molida y cerdo. Cocine hasta que esté dorado y cocido a través.

2. Agregue la cebolla, el ajo y el jengibre a la sartén. Revuelva bien, y cocine hasta que esté suave y translúcido, aproximadamente 5 minutos.

3. Haga la mezcla de aceite de sésamo combinando aceite de sésamo, salsa de soja, Sriracha, salsa hoisin y vinagre de arroz en una taza de medición, y revuelva para combinar.

4. Agregue el repollo y la zanahoria y el caldo. Revuelva para cubrir. Agregue la mezcla de aceite de sésamo a la sartén. Revuelva para cubrir.

5. Cocine, revolviendo regularmente durante 5 minutos hasta que se ablanden. Cubra la sartén con la tapa para ayudar a que el repollo se reduzca. Mantenga cubierto durante 3 a 5 minutos dependiendo de lo suave que desee el repollo.

6. Decorar con cebollas verdes y semillas de sésamo.

Datos Nutricionales

Porción: 1

Rendimiento: 6

Calorías: 380

Grasa: 24 g

Total de Carbohidratos: 5 g

Carbs Netos: 3 g

Fibra: 2 g

Proteina: 26 g

Sopa de Tortilla de Pollo de Cocción Lenta

Curso: Almuerzo o Cena

Tiempo de preparación: 10 minutos

Tiempo de cocción: 4 horas

Tiempo Total: 4 horas y 10 minutos

Ingrediente (alfabéticos)

Caldo de Hueso de Pollo – 2 tazas

Crema Pesada – ¼ taza

Condimento de Adobo - 2 cucharaditas

Goma de Xantano o almidón de maíz - 1 cucharada (opcional)

Mantequilla – 2 cucharadas

Muslos de Pollo – 1 libra, sin hueso y sin piel

Pechuga de Pollo – 1 libra, sin hueso y sin piel

Queso Colby o Colby Jack – 8 onzas, rallado

Queso Pepper Jack – 8 onzas, rallado

Sal – 1 cucharadita

Salsa – 1 taza, bajo en carbohidratos

Tortillas de Trigo Integral – 3, bajo en carbohidratos

Direcciónes

1. Coloque el pollo, la crema, la salsa, el condimento de adobo y la sal en la olla de cocción lenta. Cocine a fuego lento durante 4 horas o hasta que el pollo esté completamente cocido.

2. Tomar pollo de la olla de cocción lenta y ralla y, a continuación, añadir el pollo de nuevo en la olla de cocción lenta.

3. Vierta el caldo y la mitad de cada uno de los quesos.

4. Agregue 1 cucharadita de goma de xantano para espesar la sopa (opcional).

5. Cocine a fuego lento durante una hora más o hasta que el queso se derrita.

6. Haga las tiras de tortilla mientras se cocina la sopa. Rastrear a través de la mantequilla y colocar en una sartén y hornear a 350 grados durante 10 a 15 minutos. No quemar.

7. Sirva la sopa con los quesos rallados restantes y las tiras de tortilla.

Datos Nutricionales

Porción: 1

Calorías: 619

Grasa: 48 g

Total de Carbohidratos: 7 g

Carbs Netos: 6 g

Fibra: 1 g

Azucarera: 4 g

Proteina: 40 g

Pechuga de Pollo Rellena de Espinacas y Cilantro

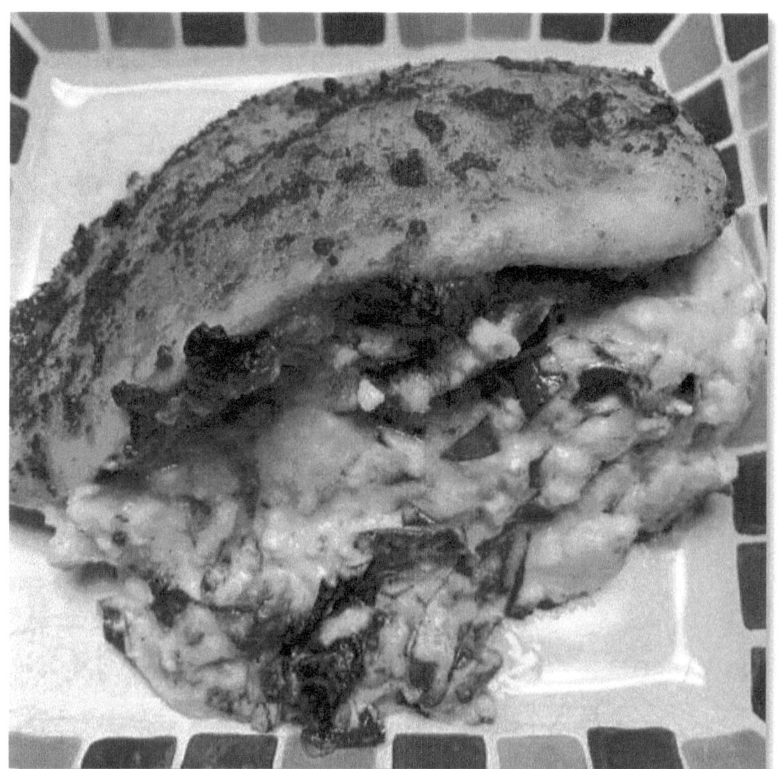

Curso: Almuerzo o Cena

Tiempo de preparación: 10 minutos

Tiempo de cocción: 25 minutos

Tiempo Total: 35 minutos

Ingrediente (alfabéticos)

Aceite de oliva - 1 cucharada

Ajo – 2 dientes picados

Chile en polvo - ¼ cucharadita

Cilantro – 1/8 taza, picado fresco, al gusto (opcional)

Condimento de Eneldo - 1 cucharadita

Espinacas – 1-1/2 tazas picadas, frescas

Mayonesa – 2 cucharadas

Pechuga de pollo – 4, sin hueso y sin piel

Pimentón ahumado - 1 cucharadita

Polvo de ajo – ¼ cucharadita

Polvo de cebolla – ¼ cucharadita

Queso Crema – 4 onzas, suavizado

Queso Parmesano – ¼ de taza, rallado

Sal – 1 cucharadita, dividida

Direcciónes

1. Precaliente el horno a 375 grados Fahrenheit.

2. Coloque la pechuga de pollo en una tabla para cortar. Use un cuchillo afilado para cortar un bolsillo en el costado de cada pechuga de pollo.

3. Rocíe aceite de oliva en cada pechuga de pollo y reserve.

4. Agregue el pimentón ahumado, ½ cucharadita de sal, ajo en polvo, cebolla en polvo, condimento de eneldo y chile en polvo a un tazón pequeño y revuelva para combinar. Espolvoree uniformemente sobre ambos lados de la pechuga de pollo.

5. Agregue el queso crema, el parmesano, la mayonesa, la espinaca, el cilantro, el ajo y la otra ½ cucharadita de sal a un tazón pequeño y revuelva bien para mezclar.

6. Coloque la mezcla de espinacas y cilantro en cada pechuga de pollo (bolsillo) de manera uniforme. Empaque la mezcla para que ninguno de los quesos crema quede expuesto.

7. Coloque la pechuga de pollo en un plato para hornear de 9x13 pulgadas.

8. Hornee, sin tapar durante 25 minutos o hasta que la temperatura interna del pollo alcance los 165 grados Fahrenheit (75 grados Celsius).

Consejos de Cocina

Utilizar ingredientes secos como un frotar para abarcar el pollo antes de hornear.

El cilantro tiende a ser abrumador. Use menos cilantro de lo recomendado si es sensible o no le gusta el sabor. Está bien usar solo espinacas sin el cilantro también.

Cuando la temperatura interna del pollo alcanza los 165 grados Fahrenheit (75 grados Celsius), el pollo se cocina y los jugos deben quedar claros.

Si no te gusta el sabor del ajo horneado, puedes usar 1 cucharadita de ajo picado u omitirlo por completo.

Datos Nutricionales

Porción: 1 pechuga de pollo

Carbs Netos: 2 g

Calorías: 407

Fibra: 1 g

Grasa: 24 g

Azucarera: 1 g

Sodio: 873 mg

Proteina: 41 g

Total de Carbohidratos: 3 g

Olla de Cocción Lenta Jambalaya

Hacer este Keto amigable plato de estilo clásico de Nueva Orleans con arroz de coliflor.

Curso: Almuerzo o Cena

Tiempo de preparación: 30 minutos

Tiempo de cocción: 4 hora

Tiempo Total: 4 hora y 30 minutos

Ingrediente (alfabéticos)

Aceite de oliva – 4 cucharadas, divididas

Ajo - 4 dientes, picados o picados

Apio – 2 tallos picados

Arroz de coliflor – Una bolsa (16 onzas)

Camarones-8 onzas, grandes, peladas sin vena

Cebolla - 1 grande, finamente picado

Condimento Cajun, sin sal – 2 cucharadas

Muslos de pollo - 4, sin hueso y sin piel

Pechuga de pollo – 2 mitades, sin hueso y sin piel

Perejil, Fresco – ¼ taza, picado, dividido

Pimentón ahumado - 1 cucharada

Pimienta – ½ cucharadita

Pimiento rojo – 1, picado

Sal – ½ cucharadita

Salchicha Andouille – 4 eslabones, reducidos a la mitad, a lo longitudinalmente y en rodajas

Salsa caliente – ½ cucharadita o al gusto

Tomates, Petite Diced – 1 lata (15 onzas), sin drenar

Direcciónes

1. Coloque el arroz de coliflor en la parte inferior de la olla de cocción lenta. Caliente la olla de cocción lenta a baja a mediana mientras prepara el pollo, la salchicha y los camarones.

2. Calentar 2 a 3 cucharadas de aceite de oliva en una sartén antiadherente grande. Cuando la sartén esté caliente, dore el pollo en la sartén durante 3 a 6 minutos. No cocine el pollo por completo. La olla de cocción lenta terminará la cocción.

3. Coloque el pollo, el condimento Cajun, la sal y la pimienta en la olla de cocción lenta.

4. Agregue la cebolla, el apio, el pimiento rojo, el ajo y el pimentón ahumado, la salsa caliente, los tomates y 1/8 taza de perejil a la olla de cocción lenta.

5. Cocine a fuego lento durante 4 horas o hasta que el pollo esté completamente cocido.

6. Agregue la salchicha andouille y los camarones y cocine a fuego lento durante la última hora. Es posible que deba ajustar el tiempo de cocción de la salchicha y los camarones para no cocinarlos en exceso.

7. Después de que el pollo esté cocido, corte el pollo en trozos de 1/2 pulgada.

8. Ajuste los condimentos, al gusto y sirva. Decorar con el perejil restante.

Consejos de Cocina

No cocine el pollo completamente cuando lo dore en una sartén.

Es posible que deba ajustar el tiempo de cocción de la salchicha y los camarones para no cocinarlos en exceso.

Datos Nutricionales

Porción: 1 taza

Rendimiento: 8 a 12

Calorías: 260

Grasa: 15 g

Sodio: 1460 mg

Total de Carbohidratos: 11 g

Carbs Netos: 6.5 g

Fibra: 4.5 g

Azucarera: 5 g

Proteina: 21.5 g

Pastel de Carne de Estilo Sureño Pasado de Moda

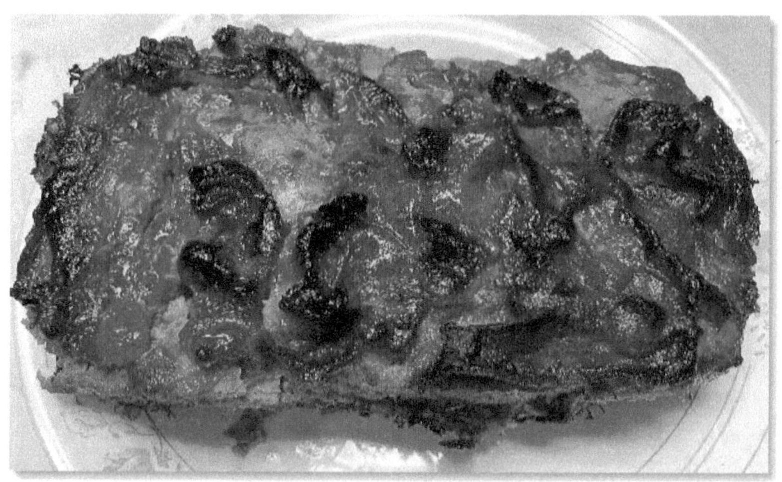

Curso: Almuerzo o Cena

Tiempo de preparación: 10 minutos

Tiempo de cocción: 45 minutos

Tiempo Total: 55 minutos

Ingrediente (alfabéticos)

Harina de almendra – ¼ taza

Tocino – 3 a 4 rebanadas, (Applewood™)

Albahaca, 1 cucharadita

Vacuno, tierra – ½ libra

Pimiento, Verde – Uno

Queso Cheddar, Triturado – ½ taza

Huevos – 2 grandes

Ajo - 1 clavo de olor, picado o 1 cucharadita

Sal de Ajo – ¼ cucharadita

Salsa Caliente – 1 cucharadita, al gusto

Aderezo para Ensaladas Italiano – 1 cucharada

Condimento Italiano – 1 cucharadita

Ketchup, sin Azúcar – 3 cucharadas (Primal Kitchen™)

Cebolla – ½ porción

Polvo de Cebolla – ½ cucharadita

Queso Parmesano, En Polvo – ¼ taza

Pimienta, Negro – 1 cucharadita

Carne de cerdo, tierra – ½ libra

Sal – 1 cucharita

Salsa Worcestershire – 1 cucharada

Direcciónes

1. Precaliente el horno a 375 grados Fahrenheit (190 grados Celsius).

2. Picar el pimiento verde, la cebolla y el ajo picado.

3. Agregue a un tazón grande con carne molida, carne de cerdo molida, huevos, harina de almendras, queso cheddar, queso parmesano, salsa Worcestershire, albahaca, sal de ajo, cebolla en polvo, condimento italiano, sal y pimienta. Combina los ingredientes con tus manos.

4. Forme la mezcla en un pan y colóquelo en una fuente para hornear de 9x13 o en una sartén para pastel de carne.

5. Cortar las rodajas de tocino en tercios y cubrir el pastel de carne.

6. Hornear durante 25 minutos.

7. Batir el ketchup, la salsa picante y el aderezo italiano. Ponga la mitad de la mezcla sobre el pastel de carne.

8. Aumente el calor a 425 grados Fahrenheit (220 grados Celsius) y hornee otros 10 minutos y luego extienda la salsa restante sobre el pastel de carne.

9. Continúe horneando durante 10 a 15 minutos o hasta que la temperatura interna alcance los 160 grados Fahrenheit (71 grados Celsius).

10. Deje reposar el pastel de carne durante 5 minutos antes de retirarlo del plato o la sartén y cortarlo. Decorar con perejil, servir y disfrutar.

Datos Nutricionales

Los hechos nutricionales son generados por Sparkpeople.com calculadora de la nutrición de la receta. Los hechos pueden variar.

Porción: 1 slice

Rendimiento: 6 slices

Calorías: 377.3

Grasa: 29.1 g

Grasa Saturada: 10.8 g

Grasa Poliinsaturada: 2.3 g

Grasa Monoinsaturada: 10.1 g

Colesterol: 134.6 mg

Sodio: 803.1 mg

Potasio: 261.3 mg

Total de Carbohidratos: 7.8 g

Carbs Netos: 6.6 g

Fibra: 1.2 g

Azucarera: 4.1 g

Proteina: 21 g

Croqueta de Salmón con Dip de Ajo de Eneldo

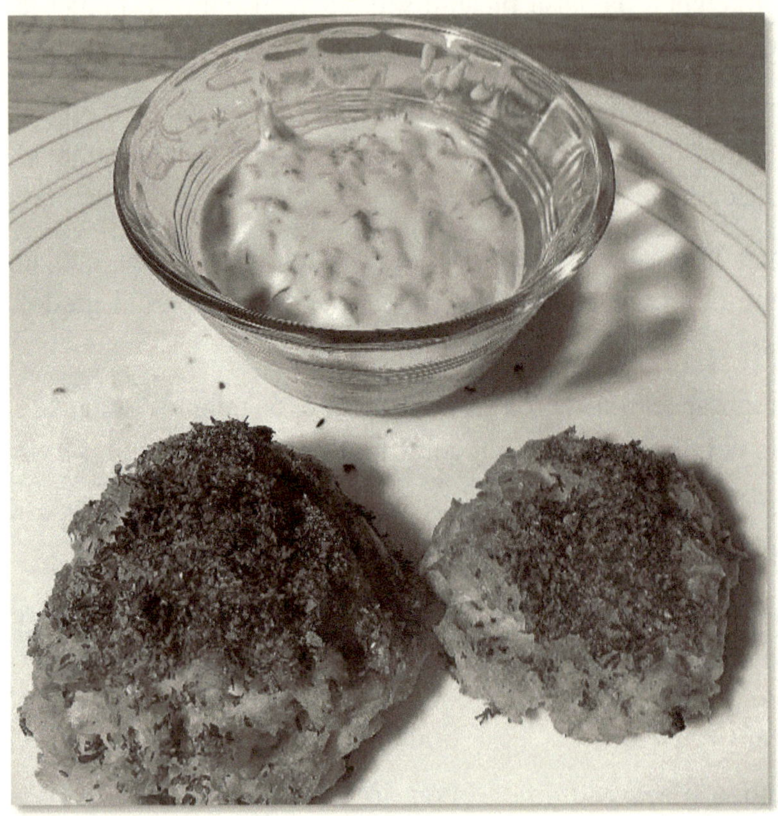

Curso: Almuerzo o Cena

Tiempo de preparación: 15 minutos

Tiempo de cocción: 15 minutos

Tiempo Total: 30 minutos

Ingrediente

Croqueta de Salmón (alfabéticos)

Aceite de Oliva – 2 cucharadas

Harina de Almendra – ½ taza

Huevo – 1 grande

Mayonesa – 2 cucharadas

Pimienta, Negro – ½ cucharadita

Sal – 3/4 cucharadita

Salmón - lata de 6 onzas, escurrido

Semilla de Eneldo o Lino – ½ cucharadita, finamente picada (opcional)

Tomillo - ¼ cucharadita, molido

Eneldo Ajo Dip (alfabéticos)

Crema Agria – ½ taza

Eneldo – 1 tablespoon, fresh finely chopped

Ajo – 4 dientes, picados

Copos de Pimiento Rojo - ¼ cucharadita

Direcciónes

1. Combine los ingredientes de la salsa de ajo de eneldo: crema agria, eneldo, ajo picado, hojuelas de pimiento rojo, ¼ de cucharadita de sal y ¼ de cucharadita de pimienta, y revuelva hasta que esté bien mezclado. Cubra y refrigere.

2. Escurra el salmón enlatado y deseche los huesos y la piel. Pat salmón carne seca con toallas de papel. Use una báscula de alimentos digital para medir 6 onzas de salmón para usar para esta receta si no puede enumerar el peso drenado o si eliminó muchos huesos y piel.

3. Agregue los ingredientes de la croqueta de salmón: salmón, harina de almendras, mayonesa, huevo, ½ cucharadita de sal,

tomillo y ¼ cucharadita de pimienta negra en un tazón grande, y revuelva hasta que esté bien mezclado. Romper cualquier trozo grande de salmón. Divida la mezcla en 5 bolas del mismo tamaño y use una espátula para aplanarlas en empanadas de 2 a 3 pulgadas o enrollarlas en una bola apretada.

4. Caliente el aceite de oliva en una sartén grande (lo suficientemente grande como para acomodar 5 hamburguesas sin hacinamiento) a fuego medio hasta que esté caliente.

5. Utilizar una espátula para bajar cuidadosamente las empanadas, una a la vez, espaciadas uniformemente en el aceite caliente. Incline la sartén para asegurar una buena cobertura de aceite alrededor de todas las empanadas.

6. Freír hasta que las empanadas o la bola estén doradas y crujientes en la parte inferior, de 5 a 6 minutos. Voltee las empanadas y repita para el otro lado, aproximadamente 3 a 4 minutos. Tome las empanadas de la sartén y colóquelas sobre una toalla de papel para escurrir.

7. Coloque las empanadas de salmón en platos para servir. Decorar (opcional) con eneldo fresco en la parte superior de cada empanada de salmón o bola. Tome la inmersión del ajo del eneldo del refrigerador y cucharee una cucharada de inmersión encima de cada empanada. Cuchara el resto de la inmersión en el lado. Sirva croquetas de salmón calientes y crujientes.

Consejos de cocina

Presione el salmón plano en empanadas sobre una superficie antiadherente con papel pergamino o rodar en una bola redonda si se prefiere. Espolvoree harina de almendras en el papel pergamino para proporcionar suficiente tracción para que las empanadas no se peguen al papel.

Adorne croquetas de salmón con semillas de eneldo o lino (opcional).

Datos Nutricionales

Porción: 1 Croqueta

Calorías: 290

Grasa: 26 g

Sodio: 420 mg

Total de Carbohidratos: 3.5 g

Carbs Netos: 2 g

Fibra: 1.5 g

Azucarera: 1.5 g

Proteina: 11 g

Recetas de Aperitivos

Mantequilla De Maní y Chocolate Grasa Dulce

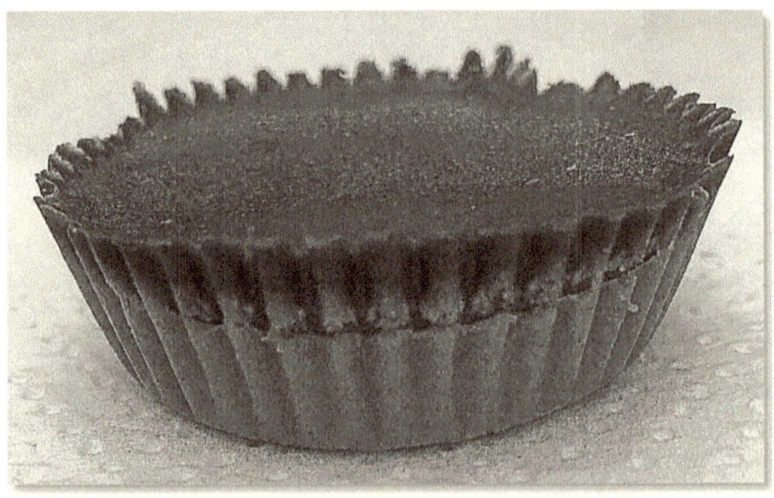

Este dulce satisface tu antojo. Este dulce es mi favorito de todos los tiempos. Sabe igual que el famoso caramelo de taza de mantequilla de maní que disfrutamos cuando era niño. Sin embargo, este refrigerio es mejor para usted debido a la grasa de coco (buena).

Curso: Aperitivos

Tiempo de Preparación: 5 minutos

Tiempo de Enfriamiento: 1 hour 30 minutos

Tiempo Total: 5 minutos

Ingrediente (alfabéticos)

Porción Inferior de Mantequilla de Maní

Aceite de Coco – ¼ de taza, suavizado

Extracto de Vainilla – ¼ cucharadita

Harina de Coco – 2 cucharadas

Mantequilla de Coco – ¼ de taza, ablandada

Mantequilla de Maní – ¾ taza

Pacanas – ¼ taza, picada (opcional)

Stevia – líquido, 4 gotas

Parte Superior de Chocolate

Cacao en Polvo - 2 a 4 cucharadas

Harina de Coco – 2 cucharadas

Mantequilla de coco - 4 cucharadas, suavizada

Stevia – líquido, 2 gotas

Direcciónes

1. En un tazón pequeño apto para microondas, ablande el coco y la mantequilla de maní en el microondas (aproximadamente 15 a 30 segundos en alto).

2. Combine el coco derretido y la mantequilla de maní, la sal, el extracto de vainilla, la harina de coco y la stevia líquida. Batir hasta que estén bien combinados.

3. Coloque las tazas de papel para muffins en un molde para muffins.

4. Vierta 3 cucharadas de mezcla de mantequilla de maní en tazas de papel para muffins.

5. Repita hasta que todas las tazas de papel para muffins estén llenas.

6. Enfríe en el refrigerador por 1 hora.

7. En un pequeño recipiente apto para microondas, ablande la mantequilla de coco y el aceite de coco en el microondas (aproximadamente 15 segundos en alto).

8. Agregue cacao en polvo y stevia líquido a la mantequilla de coco y al aceite de coco para hacer la porción superior de chocolate.

9. Vierta 1 a 1-1/2 cucharadas o vierta la porción superior de chocolate encima de la porción inferior de mantequilla de maní. Asegúrese de que el fondo sea firme.

10. Enfríe en el refrigerador por 30 minutos a 1 hora antes de servir.

Consejos de Cocina

Si lo guarda para almuerzos, coloque las bombas en un recipiente de almacenamiento de alimentos y refrigere hasta que sea necesario.

La harina de coco se usa para espesar. Si el aceite de coco y la mantequilla se está espesando sin la harina, puede omitirlo.

Esta dulce también se pueden almacenar hasta 3 meses en el congelador.

Datos Nutricionales

Porción: 1	Total de Carbohidratos: 6 g
Rendimiento: 6 to 12	Carbs Netos: 1 g
Calorías: 194	Fibra: 5 g
Grasa: 24 g	Azucarera: 1 g
Sodio: 30 mg	Proteina: 5 g

Pizza de Pepperoni Aperitivo de Champiñones

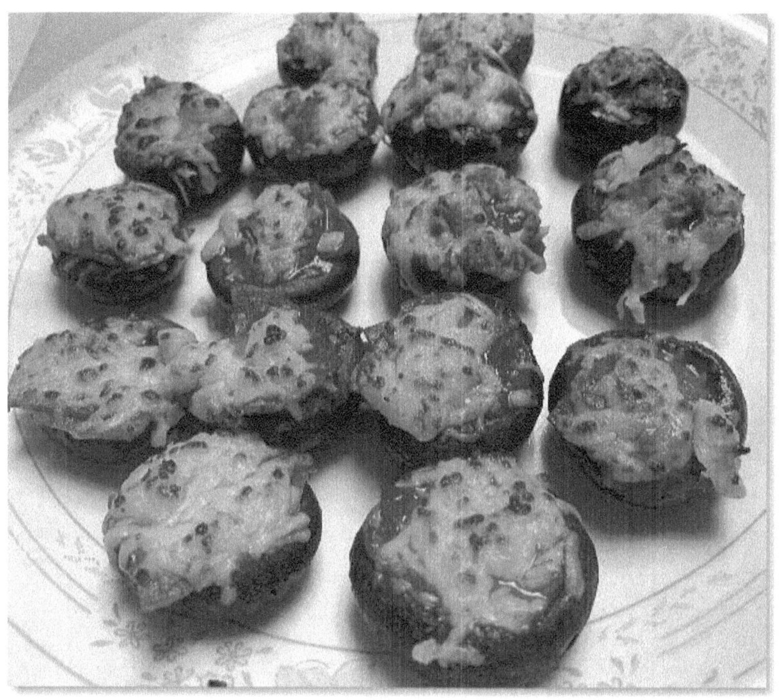

Estos Pizza Mushroom Poppers saben muy bien. Es como comer una pizza de champiñones pepperoni sin una gran cantidad de carbohidratos. Este aperitivo es ideal para fiestas.

Curso: Aperitivos

Tiempo de Preparación: 10 minutos

Tiempo de Cocción: 15 minutos

Tiempo Total: 25 minutos

Ingrediente (alfabéticos)

Aceite de Oliva – 1 Cucharada

Pavo o Pepperoni Regular – 8 piezas

Pimientos jalapeños – 2 cucharadas, cortados en cubitos (opcional)

Queso Mozzarella – 1/2 taza, rallado

Salsa de Pizza - 1/4 taza

Setas, Blanco o Bebé Bella – Paquete de 8 onzas

Direcciónes

1. Precalentar el horno a 400 grados F.

2. Cepille la suciedad de los champiñones con un paño húmedo. No enjuague la seta debajo del grifo.

3. Haga estallar los tallos y saque las membranas con una cuchara.

4. Cepille los champiñones exteriores con aceite de oliva.

5. Hornee los champiñones de 5 a 10 minutos hasta que estén tiernos pero firmes.

6. Retire los champiñones del horno.

7. Cambie el ajuste a asar.

8. Llene cada cavidad de champiñones con salsa de pizza.

9. Salsa superior con pepperoni y queso mozzarella.

10. Regrese el champiñón al horno y asar durante aproximadamente 2 minutos o hasta que el queso se derrita.

Consejos de Cocina

Los champiñones contienen mucha agua. Si sus hongos comienzan a acumular agua en la sartén, sáquelos del horno y escúrralos.

Tenga cuidado al manejar la sartén CALIENTE. Sufrir una quemadura de segundo o tercer grado no es divertido. Todavía tengo mi cicatriz de mi expedición a la parrilla.

Mantenga una estrecha vigilancia sobre los setas. Los ajustes de asado en la mayoría de los hornos tienden a arder si se pasa por alto.

Datos Nutricionales

Los hechos nutricionales son generados por Sparkpeople.com calculadora de la nutrición de la receta. Los hechos pueden variar.

Porción: 1 Popper

Rendimiento: 10

Calorías: 54.8

Grasa: 4.5 g

Sodio: 148.2 mg

Total de Carbohidratos: 1.3 g

Carbs Netos: 1 g

Fibra: 0.3 g

Azucarera: 0.5 g

Proteina: 2.6 g

Huevos de Salmón Deviled

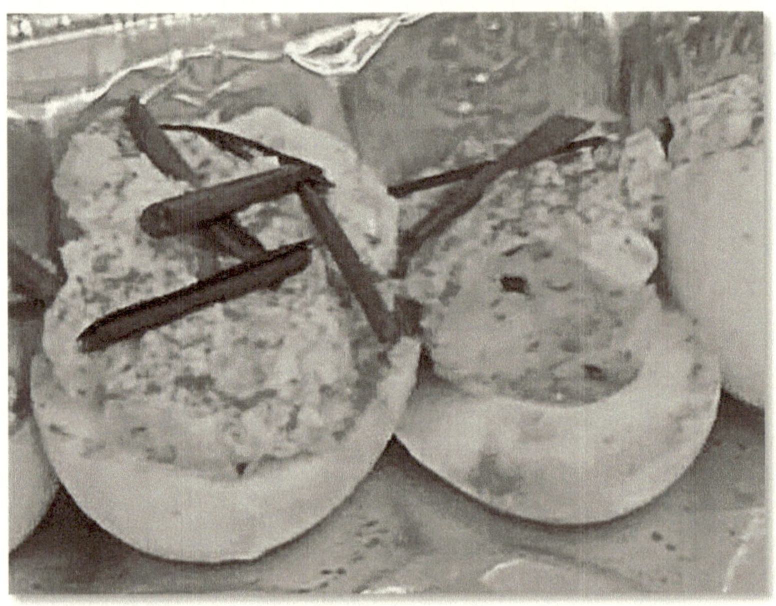

Este plato de aperitivos es perfecto para las fiestas u ocasiones especiales de oficina. Sorprende a tus compañeros de trabajo con un refrigerio saludable y sabroso.

Curso: Aperitivos

Tiempo de Preparación: 10 minutos

Tiempo de Cocción: 15 minutos

Tiempo Total: 25 minutos

Ingrediente (alfabéticos)

Cebollino, Fresco – 1 cucharada, picada

Crema Agria - 1 cucharada

Eneldo - 1 cucharadita

Huevos – 6 grandes

Jugo de Limón, Fresco - 1 cucharada

Mayonesa - 1 cucharada

Mostaza, Marrón Picante - 1 cucharadita

Pimienta, Negro – ¼ cucharadita

Pimentón, Ahumado – ¼ de cucharadita o coctelera

Queso Crema – 4 onzas, suavizado

Rábano Picante - 1 cucharadita

Sal – ¼ cucharadita

Salmón, Ahumado – Paquete de 2.5 onzas

Direcciónes

1. Hacer huevos duros (ver instrucciones, Huevos Duros).

2. Pele los huevos y corte cada huevo por la mitad a lo largo, y retire las yemas de huevo a un tazón.

3. Agregue queso crema, crema agria, jugo de limón, cebollino, mayonesa, mostaza, rábano picante, eneldo, salmón, sal y pimienta al tazón de yema. Revuelva bien y pruebe la mezcla para asegurarse de que esté sazonada a su gusto.

4. Vierta la mezcla en cada una de las mitades de huevo.

5. Adorne los huevos con pimentón ahumado y cebollino. Mantener frío en el refrigerador hasta que esté listo para servir.

Consejos de Cocina

Para los huevos de atún deviled, sustituya un paquete de 4 onzas de atún blanco por el salmón.

Datos Nutricionales

Porción: 1 Medio huevo

Calorías: 59

Grasa: 4 g

Sodio: 92 mg

Total de Carbohidratos: 0.6 g

Carbs Netos: 0.6 g

Fibra: 0 g

Azucarera: 0.6 g

Proteina: 5 g

Conversiones de Cocina

Las siguientes tablas aplican mediciones estándar de EE.UU., ofreciendo conversiones equivalentes para mediciones de Estados Unidos, métricas e imperiales (Reino Unido). Las medidas y sus equivalentes son aproximadas, y algunas se redondean al número entero más cercano (código: https://www.nist.gov/pml/weights-and-measures/metric-cooking-resources).

Mediciones en Seco/Peso

Medida	Estados Unidos	Onza	Kilo	Métrica
1/16 cucharita	1 guión			.25 mililitros
1/8 cucharita	1 pellizcar o 6 gotas			.5 mililitros
1/4 cucharita	15 gotas			1 mililitros
1/2 cucharita	30 gotas			2 mililitros
1 cucharita	1/3 cuchara	1/6 onza		5 mililitros
1-1/2 cucharita	1/2 cuchara	1/4 onza		7 gramos
3 cucharita	1 cuchara	1/2 onza		14 gramos
2 cuchara	1/8 taza	1 onza		28 gramos
4 cuchara	1/4 taza	2 onza		56.7 gramos
5 cuchara y 1 cucharita	1/3 taza	2.6 onza		75.6 gramos
8 cuchara	1/2 taza	4 onza	1/4 kilo	113 gramos
10 cuchara y 2 cucharita	2/3 taza	5.2 onza		151 gramos
12 cuchara	3/4 taza	6 onza	0.375 kilo	170 gramos
16 cuchara	1 taza	8 onza	1/2 kilo	225 gramos
32 cuchara	2 taza	16 onza	1 kilo	454 gramos
64 cuchara	4 taza o 1 cuarto	32 onza	2 kilo	907 gramos

Mediciones de Líquido o Volumen

1 Jigger	1-1/2 o 1.5 onzas fluidos		3 cuchara	45 mililitros
1 taza	8 onzas fluidos	1/2 pinta	16 cuchara	237 mililitros
2 taza	16 onzas fluidos	1 pinta	32 cuchara	474 mililitros
4 taza	32 onzas fluidos	1 cuartos de galón	64 cuchara	946.4 mililitros
2 pinta	32 onzas fluidos	1 cuartos de galón	4 taza	946 mililitros
4 cuartos de galón	128 onzas fluidos	1 galón	16 taza	3.785 litre
8 cuartos de galón	256 onzas fluidos o 1 picotear	2 galóns	32 taza	7.57 litre
4 picotears	1 bushel			
1 guión	Menos de 1/4 cucharadita			

Conversiones para Ingredientes para Hornear

Ingredientes	Onzas	Gramos
1 taza de harina de almendra o coco	5	142
1 taza de granulado Swerve	7	198
1 taza de marrón firmemente empaquetado Swerve	7	198
1 taza de pólvora (confección) Swerve	4	113
1 taza de cacao en polvo	3	85
Mantequilla		
4 cuchara de mesa = 1/2 palo = 1/4 taza	2	57
8 cuchara de mesa = 1 palo = 1/2 taza	4	113
16 cuchara de mesa = 2 palos = 1 taza	8	227

Temperaturas del Horno

Fahrenheit (grados)	Celsius	Marca de gas (Imperial)	Descripción
225	105	1/3	Muy fría
250	120	1/2	
275	130	1	Fría
300	150	2	
325	165	3	Muy moderado
350	180	4	Moderado
375	190	5	
400	200	6	Moderadamente caliente
425	220	7	Caliente
450	230	8	
475	245	9	Muy caliente
500	260		Broil (U.S.)

Para otras conversiones de cocina, ver Convert-me.com (en ingles).

PREGUNTAS FRECUENTES

¿Cuál es la dieta ceto?

La dieta ceto, abreviatura de cetogénico, es una dieta baja en carbohidratos y alta en grasas. Es muy similar a la dieta Atkins, aunque las personas que hacen dieta Atkins consumen más proteínas que las personas que hacen dieta ceto. Keto restringe los carbohidratos a 20 a 50 gramos o menos por día, mientras que una dieta baja en carbohidratos regular considera la ingesta baja en carbohidratos a menos de 100 carbohidratos por día.

¿Es segura la dieta ceto?

Sí, la dieta ceto es segura. Sin embargo, aquellos que toman insulina, medicamentos para la presión arterial o amamantan deben consultar a su médico antes de comenzar la dieta ceto. Al consumir una dieta baja en carbohidratos, el azúcar en la sangre del cuerpo se reduce.

¿Qué le sucede a su cuerpo cuando haces trampa en la dieta ceto?

Al seguir la dieta ceto, su cuerpo cambia de quemar glucosa para obtener combustible a quemar grasa almacenada. Depende en qué etapa de la cetosis se encuentra su cuerpo cuando hace trampa en su dieta. Después de que el cuerpo está en cetosis, no quiere volver a la glucosa y le dará señales de advertencia, como un ligero dolor de cabeza o fatiga.

¿Cómo puedo lograr la cetosis nutricional?

Al consumir no más de 20 a 30 gramos de carbohidratos por día, dependiendo de su nivel de actividad, debe estar en cetosis nutricional después de aproximadamente 7 días. Para saber si está en cetosis, pruebe su aliento, sangre u orina.

¿Cuánto tiempo le toma al cuerpo entrar en la cetosis?

Depende de su tienda de carbohidratos y su actividad. Puede tomar de 2 a 4 días para la persona muy activa a 7 a 10 días para una persona sedentaria.

¿Cuánto tiempo debo permanecer en la dieta ceto?

Los expertos dicen que permanecer en keto por un máximo de seis meses (Migala 2019). Te recomiendo que restablezcas tu metabolismo después de 12 semanas. Sin embargo, si siente que no necesita un descanso o si no está en una meseta de dieta, continúe con el plan de comidas anticipado.

¿Puedo beber cerveza y alcohol mientras estoy en la dieta ceto?

Sí, puedes; sin embargo, el contenido de azúcar o alcohol en la cerveza o las bebidas alcohólicas puede quitar tu de la cetosis. Lo mejor es retener estas bebidas hasta que esté listo para restablecer su metabolismo. Beba responsablemente. Controle su progreso y peso ceto.

¿Puedo comer tocino mientras estoy en la dieta ceto?

Sí. El tocino se considera un elemento básico principal en la dieta ceto debido a la buena grasa que obtienes del tocino.

¿Necesito tomar suplementos ceto?

No, no tiene que tomar suplementos ceto para estar en la dieta ceto. Si desea tomar un suplemento, el aceite MCT es una gran fuente de electrolitos y buena grasa. El suplemento BHB es cetonas exógenas para ayudar a su cuerpo a alcanzar la cetosis o permanecer en la cetosis si se consumen demasiados carbohidratos altos. Tenga en cuenta que si no necesita las cetonas exógenas, puede detener su actividad de pérdida de peso. También recomiendo tomar un buen multivitamínico.

¿Estar en cetosis realmente detendrá los antojos de comida?

Sí. Si se encuentra en cetosis nutricional, no experimentará antojos de alimentos. La causa de la mayoría de los antojos de alimentos es que el cuerpo necesita o quiere glucosa. Por lo tanto, mientras está tomando glucosa, experimenta los altos y bajos antojos de azúcar o carbohidratos.

GLOSARIO

La siguiente lista de términos y definiciones utilizados en este libro proporciona claridad y conveniencia.

El Acetoacetato es la segunda enzima cetona más dominante, aproximadamente el 20% del total de cetonas en la sangre.

Beta-hidroxibutirato (BHB) es una de las tres enzimas cetónicas creadas por el hígado, que cuenta para el 78% de las cetonas totales en la sangre.

La Caloría es la cantidad de calor requerida a una presión atmosférica para aumentar la temperatura de un gramo de agua en un grado Celsius (aproximadamente 4.19 julios).

Los Carbohidratos son varios compuestos neutros de carbono, hidrógeno y oxígeno, como azúcares, almidones y celulosas.

Dieta Cíclica del Keto significa que usted está entrando y saliendo de keto sobre una base semanal. También conocido como ciclo de carbohidratos, una dieta ceto cíclica implica un día a la semana de carga de carbohidratos. Los otros seis días de ceto bajo en carbohidratos son idénticos a la dieta ceto estándar.

El Electrolito es una sustancia que aísla iones y conduce electricidad.

El Ayuno es la autodisciplina de no consumir alimentos durante un período definido.

La Grasa es uno de los tres nutrientes utilizados como fuente de energía por el cuerpo humano.

La Fibra es un material nutricional que comprende elementos de celulosa, lignina y pectina resistentes a los procesos digestivos.

La Glucosa es un azúcar simple, una fuente de energía importante en el cuerpo humano y un componente de muchos carbohidratos.

Dieta Alta en Proteínas Keto es una versión modificada donde la persona que hace dieta come más proteínas y menos grasas que la Dieta Estándar Keto.

El Ayuno Intermitente es un patrón de alimentación en el que cambias entre los períodos de alimentación y el ayuno.

La Gripe Keto se recoge síntomas como dolores de cabeza, náuseas, estreñimiento, fatiga y antojos de azúcar de la reacción de retirada del cuerpo de la glucosa y la adaptación a una dieta cetogénica.

La Cetoacidosis es una complicación grave de la diabetes (generalmente diabetes tipo 1) que ocurre cuando el cuerpo produce altos niveles de ácidos en la sangre llamados cetonas, y el cuerpo no puede contrarrestar produciendo suficiente insulina.

La Cetogénesis es organismos de proceso bioquímico que producen cuerpos cetónicos para descomponer ácidos grasos y aminoácidos cetogénicos.

La Dieta Cetogénica es una dieta alta en grasas y baja en carbohidratos (azúcares) que hace que el cuerpo descomponga la grasa en moléculas llamadas cetonas.

Las Cetonas son una sustancia química que produce el cuerpo humano cuando carece de insulina suficiente en la sangre para producir energía.

La Cetosis es un estado metabólico categorizado por niveles elevados de cetonas en la sangre o los tejidos debido a una dieta baja en carbohidratos.

La L-Teanina es un aminoácido que se encuentra más en las hojas de té y en pequeñas cantidades en los seta de Bay Bolete.

El Triglicérido de Cadena Larga (LCT) es un ácido graso que contiene 20 o más átomos de carbono, que son ácidos grasos saturados o poliinsaturados.

Las Macros o Macronutrientes son moléculas de carbohidratos, proteínas y grasas que el cuerpo usa para crear energía.

El Magnesio es un mineral intrincado en varios procesos que ocurren en el cuerpo, incluida la señalización nerviosa, la construcción de huesos sanos y la contracción muscular normal.

El Triglicérido de Cadena Media (MCT) es un ácido graso que contiene 6 a 12 átomos de carbono. Los MCT son generalmente artificiales a través del prensado de aceites de coco o de palmiste en un laboratorio.

Los Minerales son elementos inorgánicos como calcio, hierro, potasio, sodio o zinc, esenciales para la nutrición de humanos, animales y plantas.

La Cetosis Nutricional ocurre cuando el cuerpo humano usa grasa en lugar de glucosa como fuente de energía. El hígado convierte esta grasa en elementos químicos llamados cetonas y los libera en el torrente sanguíneo para quemar las cetonas como una fuente de energía.

Los Ácidos Grasos Omega-3 son un ácido graso insaturado que se encuentra en los aceites de pescado, especialmente del salmón y otros peces de agua fría, que contiene tres enlaces dobles en la cadena de hidrocarburos.

Los Probióticos denotan sustancias que estimulan el crecimiento de microorganismos con propiedades beneficiosas en el tracto intestinal.

La Proteína es un grupo de aminoácidos, compuestos y carbono, hidrógeno, oxígeno, nitrógeno y (ocasionalmente) azufre que se encuentran en los alimentos.

Dieta Keto Estándar es una dieta baja en carbohidratos y alta en grasas con similitudes con la dieta Atkins y otras dietas bajas en carbohidratos.

La Dieta Dirigida de Keto se considera un acercamiento avanzado de la dieta para los atletas, mientras que consumen los carbohidratos rápidos 15 minutos a una hora antes de un entrenamiento o de una competición intenso. El atleta puede no consumir carbohidratos de la fruta durante esta rápida acumulación de carbohidratos.

Los Triglicéridos son una forma importante de grasa almacenada por el cuerpo, que consiste en ácidos grasos tres moléculas combinadas con una molécula del alcohol glicerol y que sirve como la columna vertebral de muchos tipos de lípidos (grasas).

La Cúrcuma es un polvo perenne amarillo brillante, fragranced de la hierba encontrado en el rizoma de la familia de la planta del jengibre y utilizado para condimentar, el agente colorante o el estimulante en cocinar asiático e indio.

La Meseta de Pérdida de Peso es una interrupción temporal de perder peso cuando las calorías quemadas son iguales a las calorías consumidas (Ciccarelli, 2018).

BIBLIOGRAFÍA

Akers, W. (2017, Noviembre 02). Keto restablecer el metabolismo de la dieta (artículo de web en inglés). Obtenido de *Healthline* en https://www.healthline.com/health-news/can-keto-reset-diet-fix-metabolism#1.

Betsch, M. (2015, Marzo 02). 10 edulcorantes artificiales y sustitutos del azúcar (artículo de web en inglés). Obtenido de *Explore Health* en https://www.health.com/nutrition/10-artificial-sweeteners-and-sugar-substitutes.

Bradley, S. (2018, Mayo 14). ¿Cuál es la dieta de restablecimiento metabólico y puede ayudarlo a perder peso? (artículo de web en inglés) Obtenido de *Women's Health Magazine* en https://www.womenshealthmag.com/weight-loss/a20653634/metabolic-reset-diet/.

Buckley, M. (2019, Diciembre 27). Aplicaciones gratuitas de contador de carbohidratos para su dieta baja en carbohidratos (artículo de web en inglés). Obtenido de *Hangry Woman* en https://hangrywoman.com/free-carb-counter-apps-for-your-low-carb-diet/.

Ciccarelli, L. (2018, Septiembre 18.) ¿Antojos de carbohidratos? Por qué los obtienes (y cómo detenerlos). (Hecho comprobado por Anthony Gustin, DC, MS.) (artículo de web en inglés) Obtenido de *Perfect Keto* en https://perfectketo.com/carb-cravings/.

Clarke, C. (2019, Octubre 5) Cómo usar el ayuno intermitente en una dieta ceto [horario de ayuno]. (Revisión médica por Dr. Barton Jennings) (artículo de web en inglés). Obtenido de *Ruled.me* en https://www.ruled.me/intermittent-fasting-on-keto-diet/.

Definición de CALORÍAS. (2020). (artículo de web en inglés) Obtenido de https://www.merriam-webster.com/dictionary/calorie.

Eenfeldt, A. (2018, Junio 19). ¡Personaliza o crea tus propios planes de comidas ceto! (artículo de web en inglés) Obtenido de *Diet Doctor* en https://www.dietdoctor.com/create-your-own-keto-meal-plan.

Gilson, J. (2018, Septiembre 12). Cómo diseñar su propio programa de entrenamiento: una guía para principiantes (artículo de web en inglés). Obtenido de *Whole Life Challenge* en https://www.wholelifechallenge.com/how-to-design-your-own-workout-program-a-guide-for-beginners/.

Gotter, A. (2017, Julio 05). Grasa visceral (artículo de web en inglés). Obtenido de *Healthline.com* en https://www.healthline.com/health/visceral-fat.

Gunnars, K. (2018, Enero 09). ¿Cuántos carbohidratos debe comer por día para perder peso? (artículo de web en inglés) Obtenido de *Healthline* en https://www.healthline.com/nutrition/how-many-carbs-per-day-to-lose-weight.

---- (n.d.). 6 beneficios para la salud del vinagre de sidra de manzana respaldado por la ciencia (artículo de web en inglés). Obtenido de *Healthline.com* en https://www.healthline.com/nutrition/6-proven-health-benefits-of-apple-cider-vinegar#section1.

Hendon, L. (2020, Octubre 27). 6 para deshacerse de la gripe ceto para siempre (artículo de web en inglés). Obtenido de *Keto Summit* en https://ketosummit.com/what-is-keto-flu-how-to-cure-keto-flu/.

Herr, L. (2017, Mayo 25). Cómo establecer objetivos de pérdida de peso que realmente puede lograr (artículo de web en inglés). Junio 5th, 2017, Vol. 189, No. 21, U.S., Obtenido de *EatingWell.com* en https://time.com/magazine/us/4793878/june-5th-2017-vol-189-no-21-u-s/.

Holland, K. (2019, Septiembre 18). 15 cosas que necesita saber antes de comenzar la dieta ceto (artículo de web en inglés). (Médicamente revisado por Maureen Namkoong, MS, RD). Obtenido de *The Healthy* en https://www.thehealthy.com/weight-loss/start-keto-diet/.

Janiszewski, P. (2015, Diciembre 02). ¿Cuánto tiempo pueden los humanos sobrevivir sin comida o agua? (artículo de web en inglés) Obtenido de *Medicalxpress.com* en https://medicalxpress.com/news/2015-12-humans-survive-food.html.

Jennings, L. (2020). Calorimetría de alimentos: cómo medir calorías en los alimentos (artículo de web en inglés). Obtenido de *Carolina Biological Supply Company* en https://www.carolina.com/teacher-resources/Interactive/food-calorimetry+/tr23949.tr.

Kennedy, M. (n.d.). Aprender a leer etiquetas. Obtenido de *Diabetes Education Online* (artículo de web en inglés). Centro de Enseñanza de la Diabetes en La Universidad de California San Francisco en https://dtc.ucsf.edu/living-with-diabetes/diet-and-nutrition/understanding-carbohydrates/counting-carbohydrates/learning-to-read-labels/.

Keto dieta pérdida de peso meseta: Cómo romperlo y mantener el adelgazamiento (artículo de web en inglés). (2019, Septiembre 25). Obtenido de *Perfect Keto* en https://perfectketo.com/keto-diet-weight-loss-plateau/.

Kossoff, E. (2017, Octubre 01). Dieta cetogénica. (Revisado por Joseph Sirven, MD 2017, Octubre 25) (artículo de web en inglés). Obtenido de *Epilepsy Foundation* en https://www.epilepsy.com/learn/treating-seizures-and-epilepsy/dietary-therapies/ketogenic-diet.

Kubala, J. (2018, Agosto 21). Un plan de comidas de dieta ceto y un menú que puede transformar su cuerpo (artículo de web en inglés). Obtenido de *Healthline* en https://www.healthline.com/nutrition/keto-diet-meal-plan-and-menu.

Mawer, R. (2018, Agosto 2). 10 signos y síntomas de que estás en cetosis (artículo de web en inglés). Obtenido de *Healthline* en https://www.healthline.com/nutrition/10-signs-and-symptoms-of-ketosis.

Migala, J. (2019, Enero 29). Cómo mantener su salud y resultados de pérdida de peso después de la dieta ceto (artículo de web en inglés). Obtenido de *Every Day Health* en https://www.everydayhealth.com/ketogenic-diet/how-keep-weight-off-after-keto-diet/.

Topos. (2019, Septiembre 12). ¡Conoce a los topos! (artículo de web en inglés) Obtenido de *American Chemical Society* en https://www.acs.org/content/acs/en/education/outreach/moles.html.

Musa-Veloso, K., Likhodii, S., Cunnane, S. (2002). La acetona para respirar es un indicador confiable de cetosis en adultos que consumen comidas cetogénicas (artículo de web en inglés). *The American Journal of Clinical Nutrition, Volume 76, Issue 1, 65-70*. Obtenido de https://doi.org/10.1093/ajcn/76.1.65.

Oswald, C. (2018, Marzo 22). Enzimas digestivas: Amilasa, proteasa y lipasa (artículo de web en inglés). Obtenido de *Integrative Therapeutics* en https://www.integrativepro.com/Resources/Integrative-Blog/2018/Digestive-Enzymes-Amylase-Protease-Lipase.

Paoli, A., Bosco, G., Camporesi, E., Mangar, D. (2015, Febrero 02). Cetosis, dieta cetogénica y control de la ingesta de alimentos: una relación compleja (artículo de web en inglés). Obtenido de *Frontiers in psychology, 6, 27.* doi:10.3389/ fpsyg.2015.00027 en https://www.ncbi.nlm.nih.gov/pmc/articles/PMC4313585/?tool=pmce ntrez&report=abstract.

Phinney, S., Volek, J. (2018, Junio 06). Suplementos de cetona: los pros y los contras (artículo de web en inglés). Obtenido de *Virta Health, Inc.* Blog en https://blog.virtahealth.com/ketone-supplements/.

Rodal, R. (2019, Noviembre 13). Dieta cetogénica cíclical: ¿es adecuado para usted? (artículo de web en inglés) *HVMN.com blog* en https://hvmn.com/blog/keto-diet/cyclical-ketogenic-diet-is-it-right-for-you.

Satterthwaite, L. (2018, Diciembre 11). Los pros y los contras de la dieta ceto (artículo de web en inglés). Obtenido de *ProMedica HealthConnect* en https://promedicahealthconnect.org/wellness/the-pros-and-cons-of-the-keto-diet/.

Shiel, Jr., W. (2018, Diciembre 11). Definición médica de carbohidratos (artículo de web en inglés). Obtenido de *MedicineNet* https://www.medicinenet.com/script/main/art.asp?articlekey=15381

Sifferlin, A. (2017, Mayo 25). La trampa de pérdida de peso: por qué su dieta no funciona (artículo de web en inglés). Junio 5th, 2017, Vol. 189, No. 21, U.S., Obtenido de *Time Magazine* en https://time.com/magazine/us/4793878/june-5th-2017-vol-189-no-21-u-s/.

Villines, Z. (2019, Enero 21). Cetosis vs cetoacidosis: diferencias, síntomas y causas (artículo de web en inglés). Obtenido de *Medical*

News Today en
https://www.medicalnewstoday.com/articles/324237.php.

Waehner, P. (2013, Agosto 05). Cómo tomar correctamente las
medidas corporales durante la pérdida de peso (artículo de web en
inglés). (Reviewed by Tara Laferrara). Obtenido de *Very Well Fit* en
https://www.verywellfit.com/how-to-take-your-body-measurements-
1231126.

¿Cuáles son los niveles normales de azúcar en la sangre? (2018,
Diciembre 01). (Reviewed by Brunilda Nazario on 2018, Diciembre
10) (artículo de web en inglés)Obtenido de *WebMD* en
https://www.webmd.com/diabetes/qa/what-are-normal-blood-sugar-
levels.

LECTURA ADICIONAL

Atletas y Keto

Cómo ser un atleta cetogénico, y qué comer, cómo hacer ejercicio. (2019, Noviembre 3). Obtenido de https://www.ditchthecarbs.com/how-to-be-a-ketogenic-athlete/.

Hacer Trampa en las Dietas

Fischer, K. (n.d.). Halle Berry tiene días de trucos dieta ceto. Obtenido de *Healthline* en https://www.healthline.com/health-news/halle-berry-uses-cheat-days-on-keto-should-you.

Zelman, K. M. (2009, Octubre 22) Cómo hacer trampa en su dieta y aún así perder peso. Obtenido de *WebMD* en https://www.webmd.com/diet/obesity/features/cheat-on-your-diet-and-still-lose-weight#1.

Conversiones de Cocina

Gramos a cucharadas y otras conversiones de ingredientes para cocinar. (n.d.). Obtenido de https://www.convert-me.com/en/convert/cooking.

Recursos métricos de cocción. (2019, Diciembre 6). Obtenido de https://www.nist.gov/pml/weights-and-measures/metric-cooking-resources.

La Cocina Whisperer. (n.d.). Obtenido de http://www.thekitchenwhisperer.net.

Diabetes

Cetoacidosis diabética: síntomas y causas. (2019, Diciembre 11). Obtenido de *Mayo Clinic* en https://www.mayoclinic.org/diseases-conditions/diabetic-ketoacidosis/symptoms-causes/syc-20371551.

Diabetes UK. (n.d.). Conozca la diabetes. lucha contra la diabetes. Obtenido de *Diabetes UK*. Obtenido de https://www.diabetes.org.uk/.

Ejercicio

¿Puedes cantar mientras haces ejercicio? (2019, Agosto 6). Obtenido de *Mayo Clinic* en https://www.mayoclinic.org/healthy-lifestyle/fitness/in-depth/exercise-intensity/art-20046887.

Epilepsia

Palmer, C. (2019, Marzo 26). La dieta cetogénica puede ayudar a detener las convulsiones. Obtenido de *Psychology Today* en https://www.psychologytoday.com/us/blog/advancing-psychiatry/201903/the-ketogenic-diet-may-help-stop-seizures.

Ayunar

6 reglas de ceto a seguir incluso si no eres realmente ceto. (2018, Junio 6). Obtenido de *Women's Health Magazine* en https://www.womenshealthmag.com/health/a21095917/keto-diet-basics-rules/.

Las reglas del ayuno intermitente. (2019, Septiembre 22). Obtenido de *Advantage Meal Solutions* en https://www.advantagemeals.com/top-11-intermittent-fasting-rules-for-effortless-weight-loss/.

Grupos de Alimentos

Guías clínicas. (2016, Febrero 5). Conferencias bajas en carbohidratos. Recursos del proveedor. Obtenido de *Low Carb USA* en https://www.lowcarbusa.org/.

Buenas Grasas

Datos sobre las grasas monoinsaturadas: MedlinePlus enciclopedia médica. (n.d.). Obtenido de *Medline Plus* en https://medlineplus.gov/ency/patientinstructions/000785.htm.

Datos sobre las grasas poliinsaturadas: MedlinePlus enciclopedia médica. (n.d.). Obtenido de *Medline Plus* en https://medlineplus.gov/ency/patientinstructions/000747.htm.

Lectura de Etiquetas de Nutrición

FM, P. (n.d.). Mejores podcasts de Keto (2020). Obtenido de https://player.fm/featured/keto.

Seguimiento de las Comidas y Calorías Calculadora

Alimentos. (n.d.). Obtenido de https://www.fatsecret.com/calories-nutrition/.

Calculadora de Nutrición de Recetas. (n.d.). Obtenido de https://www.myfitnesspal.com/recipe/calculator.

Vitamina

Pros y contras de las multivitaminas. (2018, Septiembre 6). Obtenido de https://best5supplements.com/multivitamins/multivitamins-pros-and-cons/.

Pérdida de Peso

¿Es sostenible la pérdida de peso en la cetosis? (n.d.). Obtenido de https://nutritionfacts.org/video/is-weight-loss-on-ketosis-sustainable/.

VIDEOS YOUTUBE

Arce, M. (2017, Febrero 7). Cómo hacer las medidas adecuadas para una mujer. Obtenido de *Loud Rumor,* Video YouTube en https://youtu.be/yFzTzMpqZpA.

Berg, E. (2018, Noviembre 11). Dr. Berg's dieta cetogénica saludable Conceptos básicos: Comience aquí. Obtenido de https://youtu.be/vMZfyEy_jpI.

Gordo para caber. (n.d.). Obtenido de https://www.youtube.com/channel/UCPgj6A1FAy5zRqfpdFnSw_w

Cómo hacer una dieta ceto: La guía completa. (2018, Diciembre 6). Obtenido de https://youtu.be/sBw2rdwBfZE.

Cómo hacer panes planos 1carb keto - Vegano | Keto. (2018, Octubre 12). Obtenido de https://youtu.be/4MfPzlqguho.

Ayuno intermitente. (2019, Enero 30). Obtenido de https://youtu.be/XeSL_jzMedU.

Keto conectar. (n.d.). Obtenido de https://www.youtube.com/channel/UCzRYivTpUQ0r2qPPjfLoQiA

Dieta cetogénica: Triture la grasa y desarrolle el músculo. (2017, Septiembre 19). Obtenido de https://youtu.be/2m3g0JBdtgE.

Keto en Canadá. (n.d.). Obtenido de https://www.youtube.com/channel/UC9ED_zKUC_9alLXkprok-8A.

Keto en China: ¿Puedes hacerlo? Comer la dieta cetogénica en China, baja en carbohidratos en China. (2019, October 30). Obtenido de https://youtu.be/FeJQhDj9irI.

Transporte de alimentos cetogénicos de Aldi UK. (2018, Enero 14). Obtenido de https://youtu.be/KSF6WUh55cc.

Ceto tacos! La mejor comida mexicana! Aye.... (2018, November 9). Obtenido de https://youtu.be/fcaixvq_rIU.

La forma de vida cetogénica de Laura: vlogger australiano. (n.d.). Obtenido de https://www.youtube.com/channel/UC9e8j3_wMm0tifc5qzmhPhA

Bajo en carbohidratos australiano. (n.d.). Obtenido de https://www.youtube.com/user/lowcarbdownunder.

Phinney, S. (2018, April 13). Dr. Stephen Phinney sobre cetosis nutricional y dietas cetogénicas (Parte 1). Obtenido de https://youtu.be/1IEuhp8RFMU.

Tabois, D. (2014, Diciembre 12). Cómo medir tu cuerpo usando una cinta métrica. Obtenido de https://youtu.be/3ZSfY87v6pM.

Salvatori, A. (2018, Enero 11). ¿Qué pedir en un restaurante siguiendo la dieta ceto? Obtenido de Ashley Salvatori en https://youtu.be/D5_lU_5BuXA.

Inspiraciones deliciosas. (n.d.). Obtenido de https://www.youtube.com/channel/UCv1rd3I2qtBwtJh0lue2pww/featured.

GRUPOS DE KETO

Existen muchos grupos ceto disponibles en línea. Si realiza una búsqueda en Google de "Keto Groups to Join", recibirá más de 3 millones de visitas.

Con estos grupos, encontré Meetup.com, que es un sitio de reunión social en su mayor parte, pero también contiene bastantes grupos de Keto o grupos de soporte de Keto. Si procede a su sitio en https://www.meetup.com/topics/ketogenic-diet/all/ y escriba un tema de búsqueda en particular en su área local, como "Grupos de dieta cetogénica para unirse en Melbourne, Australia", varios grupos en su área local aparecerán en Meetup.

Si conoce o es miembro de un grupo Keto en su área local, escriba al autor a mike@letsketonow.com para incluirlo en mi segunda edición imprimiendo más tarde. Escriba en la línea de asunto su grupo Keto y su configuración regional; por ejemplo, "Keto Group en Alemania o Keto Group en Denver, CO."

Keto Comunidad Australia. (n.d.). Obtenido de Facebook en https://www.facebook.com/groups/464268613735416/?ref=br_rs.

Dieta cetogénica para principiantes. (n.d.). Obtenido de *Facebook* en https://www.facebook.com/KetogenicDietForBeginners101/.

Grupos de Dieta cetogénica. (n.d.). Obtenido de *Meet Up* en https://www.meetup.com/topics/ketogenic-diet/.

Ketovangelist, L. (n.d.). KetoCon Austin 2020 | KetoCon. Obtenido de https://www.ketocon.org or Información de contacto en info@ketocon.org o write: 4301 W William Cannon Dr., Suite B150 #524, Austin, Texas 78749-1487.

Bajo en carbohidratos australiano. (n.d.). Obtenido de https://lowcarbdownunder.com.au/.

DEJA UN COMENTARIO

Gracias por leer mi libro. Si usted o su ser querido encontraron este libro útil, por favor deje una opinión sincera en Amazon en
(Estados Unidos): https://www.amazon.com/dp/B085ZQKJSN (Mexico): https://www.amazon.com.mx/dp/B085ZQKJSN
(Espana): https://www.amazon.es/dp/B085ZQKJSN.

Sígueme en mi página de autor en amazon.com/author/mikewessels o escríbeme en mike@letsketonow.com, para hacer preguntas sobre Keto o para conocer nuevos lanzamientos de libros.

ENCUENTRA AUTOR SOBRE LOS MEDIOS SOCIALES

Conectar con o encontrar autor en las redes sociales:

https://www.pinterest.com/discoverketo/

https://twitter.com/mikewessels5

Únete a otros fanáticos de la comunidad Descubrir Su Mejor Keto Ahora uniéndote al grupo GRATUITO de Facebook dirigido por el autor:
https://www.facebook.com/groups/172968950657202/

MÁS LIBROS POR AUTOR

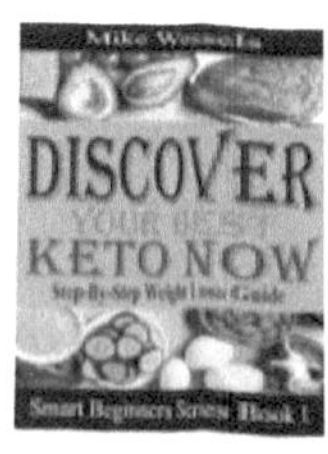

Discover Your Best Keto Now (libro en inglés)

- 196 -

ACERCA DEL AUTOR

Mike perdió 35 libras en la dieta Keto. Él es muy apasionado por su estilo de vida ceto y ayudar a otros. Le gusta cocinar para amigos y familiares. Le gusta aprender y escribir sobre temas de la vida cotidiana para ayudar a otros.

Vive con su esposa, Cindy, y su gato, Jack, en Houston, Texas.

Mis mejores deseos y mucho éxito en su viaje de pérdida de peso Keto,

Mike Wessels

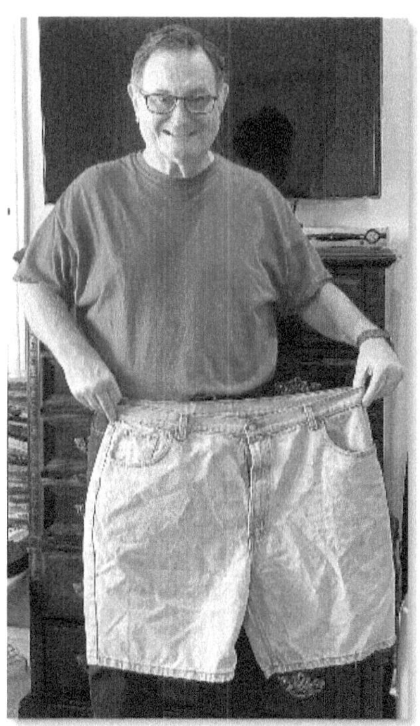